基于拉曼光谱信号的医学快速检测技术

吕小毅 陈 晨 陈 程 著

科 学 出 版 社
北 京

内 容 简 介

本书深入探讨生物流体光谱技术在医学诊断中的应用与挑战，特别是在数据预处理和诊断模型构建中的关键问题。生物流体光谱技术具有创伤小、灵敏度高等优势，已广泛应用于医学领域，但仍面临如拉曼信号弱、数据处理算法不匹配等难题。本书从数据融合、迁移学习算法和表面增强拉曼光谱等多个角度出发，提出创新的解决方案，重点分析如何提高光谱数据的信噪比、优化算法匹配度，以及如何提升诊断模型在复杂环境中的鲁棒性。通过对包虫病、乙型肝炎、乳腺癌等疾病的应用研究，本书展示光谱技术在疾病早期诊断中的潜力，并为临床应用提供技术优化和实践指导。

本书适合生物医学、光谱学及诊断技术领域的研究人员、工程师和医学专业人士，也适合对生物流体光谱技术及其临床应用感兴趣的读者。

图书在版编目（CIP）数据

基于拉曼光谱信号的医学快速检测技术 / 吕小毅, 陈晨, 陈程著. -- 北京 : 科学出版社, 2025. 8. -- ISBN 978-7-03-080362-7

Ⅰ. R446

中国国家版本馆 CIP 数据核字第 2024Z9G899 号

责任编辑：韩　东　刘　刚　于凯旋/ 责任校对：马英菊
责任印制：吕春珉 / 封面设计：东方人华平面设计部

科学出版社出版
北京东黄城根北街 16 号
邮政编码：100717
http://www.sciencep.com
北京中科印刷有限公司印刷
科学出版社发行　各地新华书店经销
*
2025 年 8 月第　一　版　　开本：B5（720×1000）
2025 年 8 月第一次印刷　　印张：11
字数：218 000

定价：98.00 元

（如有印装质量问题，我社负责调换）
销售部电话 010-62136230　编辑部电话 010-62130874（VAe3）

序　一

吕小毅教授是扎根新疆的高层次引进人才，曾是我指导的博士后，在快速检测、智能诊断等交叉领域做出了不错的成绩，特别是在医疗疾病诊断领域，吕小毅教授和他的学生，包括陈晨、陈程等研究人员，为拉曼光谱结合人工智能的医学诊断领域带来了很大的进展。该团队一直秉承着合作共赢的态度，积极与新疆医科大学第一附属医院、新疆维吾尔自治区人民医院等多家医疗机构建立合作关系。他们致力于推动医疗数据与人工智能的融合创新，特别是在拉曼光谱技术与人工智能结合的医学诊断领域，为快速、准确的诊断提供了全新的视角和方法。

拉曼光谱是一种基于光与物质分子振动相互作用的非破坏性光谱分析方法。通过高强度激光照射样品，大部分光以原波长散射（瑞利散射），而少量光则以不同波长散射（拉曼散射），由此形成独特的“化学指纹”。拉曼光谱能够在分子水平上提供独特差异信息而独具优势，它不仅制样简便、非侵入性，还具备快速检测和高灵敏度的特点。这些优异特性使得拉曼光谱在医学诊断领域具有重要的研究和应用价值。例如，米纳吉拉斯联邦大学研究团队使用皮肤拉曼光谱作为输入，应用于皮肤黑色素瘤的早期诊断，结果表明，仅利用一个生物指纹拉曼区域的单个片段就可以获得较高的诊断准确率。同样地，温州医科大学王毅团队利用拉曼光谱技术对人类肝脏组织样本开展研究，成功开发和验证了拉曼光谱技术在肝癌体外和术中病理诊断的工作流程。此外，北京邮电大学吴国华团队则证明了拉曼光谱与卷积神经网络相结合诊断胃癌、直肠癌、结肠癌和肺癌的可能性，并对直肠癌诊断中每个卷积层的拉曼特征进行了可视化展示。这些研究表明，拉曼光谱技术在提高疾病诊断的精确性和便捷性方面具有重要的研究价值。

面对自身免疫性疾病、癌症等早期诊断意义重大的疾病，常规检测方法，如血液检查、自身抗体检测和抗磷脂抗体检测等，在疾病的诊断、治疗监测、病情评估、预后和预警中扮演着关键角色。然而，这些传统方法存在工作量大、操作困难、严重依赖医生经验等缺陷，限制了它们在早期诊断和疾病管理中的效果。除此之外，面对样本量稀缺、特征提取困难以及样本不平衡等问题，传统检测方法难以满足精准医疗的需求，不易于疾病的早期诊断和治疗。陈晨等针对这些问题提出了一系列创新技术。这些技术的发展不仅为拉曼光谱在医学诊断中的应用提供了新的视角和工具，而且在提高疾病诊断的精确性和便捷性方面展现出了重要的研究价值。

在此，我要特别表扬扎根新疆、实做实干的吕小毅教授、陈晨和陈程三位科研工作者，他们不仅在各自的科研领域内展现了卓越的专业才能，吕小毅教授和陈程更是入选美国斯坦福大学和爱思唯尔数据库（Elsevier Data Repository）发布的“全球前 2%顶尖科学家榜单 2024”（Stanford University Top2% Scientists List 2024）“年度影响力”榜单。这一成就不仅是对他们科研成就的肯定，也是对他们在医学诊断和生物传感技术领域所做出的杰出贡献的认可。吕小毅教授及其团队的努力拼搏和卓越表现，不仅在学术上取得了突破，更在实际应用中展现出巨大的潜力，为医学诊断和生物传感技术的发展贡献了宝贵的智慧和力量。

最后，在智能医学诊断这一充满挑战与机遇的领域，我诚挚地向您推荐吕小毅教授及其带领的新疆大学“我爱我家”科研团队。该团队的研究横跨计算机科学、医学、生物学、物理学等多个交叉学科，尤其适合对创新医疗技术、疾病早期诊断和生物安全研究充满热情的科研工作者。我坚信，其前沿的研究成果与合作精神，将为该领域的研究人员提供宝贵的启发和支持。在此，我预祝所有致力于快速检测的基础、应用研究的同仁们能够取得更多突破性成果，推动科学进步，造福社会。

高志贤

中国人民解放军军事科学院军事医学研究院研究员

2024年11月

于天津

序　　二

在人的一生中，疾病几乎是不可避免的，医疗诊断也因此成为每个人都可能经历的过程。早期且准确的检测对疾病的治疗和康复至关重要。国家层面已将“健康中国”建设纳入国家战略，强调“预防为主”，提升公共卫生服务水平，并对重大疾病进行有效防控，这与国民健康意识的不断增强相呼应。虽然现有的诊断技术，如 X 射线、超声、MRI、CT 和 PET 扫描等各有优势，但在敏感性、特异性、可及性、确定性以及成本、执行时间和侵入性方面仍有提升空间。因此，开发一种微创且高效便携的检测方法势在必行。这种方法旨在简单、准确筛查和诊断各类疾病，特别是在疾病早期阶段，同时兼顾时间效率与成本效益。这对提升治疗效果、缩短治疗周期、降低医疗成本、提高生活质量具有重大意义。

在这一背景下，拉曼光谱技术以其独特的“指纹”振动特性，能够精准解析生物样本的异质性和多组分特征，这一优势对同步检测多种生物标志物至关重要，而这是许多传统诊断方法难以实现的。国外研究已证实，拉曼光谱是一种特殊且高效的分析工具，能够提供样品分子组成的详细信息，尤其在生物样本的生化成分分析上表现出色。拉曼光谱的高特异性使其能区分健康与患病样本，且能从多个位置收集光谱信息，揭示样本的异质性和多组分特征，实现多种生物标志物的同步检测。与传统诊断方法相比，它非侵入性，可使用手持设备和光纤探针进行体内检测；成本效益高，结果客观，减少了对人工解读的依赖。因此拉曼光谱的易用性、快速性和可靠性使其成为临床应用的理想选择。

与此同时，随着计算机硬件与算法的不断突破，人工智能结合大数据分析显得尤为重要，引领了时代的浪潮。机器学习能够处理和分析拉曼光谱数据的复杂性，提高分类性能，尤其是在阿尔茨海默病、癌症、传染病等疾病的拉曼光谱分析中。这种结合不仅提高了诊断的准确性，还通过拉曼光谱提供的重要物质信息，增强了结果的可解释性，有助于发现新的生物标志物。拉曼光谱结合机器学习的优势还包括无创、实时、可重复性高等特点，在肿瘤的诊断、治疗、预后等许多方面有了广泛应用。此外，这种结合还通过深度学习算法的应用，提高了处理不平衡数据的能力，增强了高通量分析能力，改善了数据处理，使得无标记、非接触的条件下进行原位检测分析成为可能，推动了精准医疗的进步。因此，拉曼光谱结合机器学习在医学诊断中的研究意义，在于其能够提供精确、廉价、快速且无创的通用医疗诊断途径。随着技术的发展，这种结合有望在医学诊断中发挥更大的作用，不仅能改善患者的诊疗体验，还可能重塑我们对疾病诊断和治疗的传统认知。

值得欣慰的是，在全球科研竞争日益激烈的今天，我国科研团队在这一领域的杰出表现尤为引人注目，他们在拉曼光谱和人工智能结合的疾病诊断技术上取得了一系列令人瞩目的成就。例如，山东大学第二医院的余之刚教授团队与中南大学李明教授团队的合作，他们开发的基于人工智能的表面增强拉曼光谱策略，通过深度学习模型分析癌细胞源性外泌体的表面增强拉曼光谱，实现了对乳腺癌亚型临床样本的 100%预测准确率。在算法创新领域，南方科技大学沈平教授团队提出了自监督拉曼光谱预处理策略，通过算法模型设计分离和重构光谱特征，生成大量带标签高仿真光谱数据集，训练出高拟合能力的主预处理模型，得到通用型高鲁棒性的模型。沈平教授团队的这一策略，为拉曼光谱数据的预处理提供了新的解决方案。此外，在 2020 年 *Chemical Society Reviews*

杂志上发表的知名综述文章中引用了吕小毅教授等人的七篇研究论文，这些成果标志着我国在该领域的研究已跻身世界前列。这些突破不仅展示了我国科研人员的智慧和勤奋，也为全球医学诊断技术的发展贡献了重要力量。

正是基于这样的背景和成就，吕小毅教授及其团队在心脏病研究领域也展现出了巨大的潜力和影响力。目前，心脏病研究领域正迎来前所未有的广阔前景，特别是在人工智能技术的加持下，展现出了巨大的发展潜力。AI 技术正逐渐成为心电图自动诊断、心律失常监测、心肌梗死识别以及心脏疾病风险预测等关键领域的核心技术。在这一创新前沿，我目前正与吕小毅教授领导的“我爱我家”科研团队携手合作，致力于利用拉曼光谱和人工智能算法深入分析心血管疾病的分子特征。我们两个团队合作研究通过人工智能技术快速诊断主动脉夹层和急性心肌梗死，正在进一步开发世界首台基于拉曼光谱的主动脉夹层智能化诊断设备。这些创新工作不仅加速了诊断技术的发展，也为未来精准医疗的实现奠定了坚实的基础。

基于拉曼光谱信号的医学快速检测是一个跨学科领域，它融合了计算机科学、软件工程、生物医学、化学、物理学、材料科学和人工智能等多个学科的前沿技术。这一领域适合那些对生物医学诊断技术、分子成像、纳米技术和数据分析有浓厚兴趣的研究人员。

对致力于提高疾病早期诊断准确性、探索新型生物标志物以及开发个性化治疗方案的研究人员来说，拉曼光谱结合机器学习技术的研究将是一个理想的选择。这一技术的发展不仅能够推动医学诊断技术的进步，还能为患者带来更快速、更准确的诊断结果，进而改善治疗效果和生活质量。

我特别推荐那些在人工智能、机器学习和大数据分析领域有着扎实基础的科研人员，以及对生物医学传感技术有深刻理解的学者，加入这一领域。您的专业知识和创新思维将为这一领域的研究注入新的活力，推动相关技术的快速发展。

于此，我祝愿所有致力于这一领域的研究人员能够取得突破性的科研成果，为人类的健康事业做出贡献。愿您的研究之路充满发现和创新，愿您的努力能够转化为改善患者生活的实际成果。让我们一起期待并努力实现一个更加精准、高效和个性化的医疗未来。

杨毅宁

新疆维吾尔自治区人民医院院长

2024 年 11 月

于乌鲁木齐

序　三

尊敬的读者：

如果您正在寻找一位在智能医学诊断领域具有深远影响力的专家，那么我有幸向您推荐吕小毅教授。他以其深厚的学识和严谨的科学态度，带领“我爱我家”团队在新疆这片广袤的土地上深耕不辍。他们的理念“聚一心，成一事”不仅是一句口号，更是团队成员行动的指南。在吕小毅教授的领导下，团队成员展现出了不懈的坚持和奋斗精神，他们在新疆的医疗、食品、生物安全等领域结出了丰硕的成果。特别是在医疗疾病诊断领域，吕小毅教授和他的团队，包括陈晨、陈程等研究人员，为拉曼光谱结合人工智能的医学诊断领域带来了极大的进展。他们深知在时代的浪潮中，各领域的相互配合是成功的关键。因此，团队一直秉承着合作共赢的态度，积极与新疆医科大学第一附属医院、新疆维吾尔自治区人民医院等多家医疗机构建立合作关系。他们致力于推动医疗数据与人工智能的融合创新，特别是在拉曼光谱技术与人工智能结合的医学诊断领域，为快速、准确的诊断提供了全新的视角和方法。

拉曼光谱是一种基于光与物质分子振动相互作用的非破坏性光谱分析方法。通过高强度激光照射样品，大部分光以原波长散射（瑞利散射），而少量光以不同波长散射（拉曼散射），形成独特的“化学指纹”。拉曼光谱因其在分子水平上提供独特差异信息的能力而独具优势，它不仅制样简便、非侵入性，还具备快速检测和高灵敏度的特点，这些特性使得拉曼光谱在医学诊断领域具有重要的研究和应用价值。例如，米纳斯吉拉斯联邦大学 Araújo，Daniella Castro 团队使用皮肤拉曼光谱作为输入，应用于皮肤黑色素瘤的早期诊断，证明了只需要一个生物指纹拉曼区域的单个片段就可以获得较高的诊断准确率。温州医科大学王毅团队利用拉曼光谱技术对人类肝脏组织样本开展研究，开发和验证了拉曼光谱技术在肝癌体外和术中病理诊断的工作流程。北京邮电大学吴国华团队证明了拉曼光谱与卷积神经网络相结合诊断胃癌、直肠癌、结肠癌和肺癌的可能性，并对直肠癌诊断中每个卷积层的拉曼特征进行可视化展示。这些研究表明，拉曼光谱技术在提高疾病诊断的精确性和便捷性方面具有重要的研究价值。

自身免疫性疾病，包括强直性脊柱炎、系统性红斑狼疮和干燥综合征等，是一组免疫系统错误攻击自身组织的疾病，其早期诊断和治疗很有挑战性。目前，常规检测方法如血液检查、自身抗体检测和抗磷脂抗体检测等，在疾病的诊断、治疗监测、病情评估、预后和预警中扮演着关键角色。然而，这些传统方法存在工作量大、操作困难、严重依赖医生经验等缺陷，限制了它们在早期诊断和疾病管理中的效果。除此之外，面对样本量稀缺、特征提取困难以及样本不平衡等问题，传统检测方法难以满足精准医疗的需求，不易于疾病的早期诊断和治疗。陈晨针对这些问题提出了一系列创新技术。其中 R-C 技术通过融合时域拉曼光谱的空间特征与光谱特征，增强了特征提取的全面性，为疾病的早期诊断提供了更丰富的信息。接着，R-GDORUS 混合采样技术针对样本不平衡的问题，通过生成更符合原始样本分布的新样本，有效提升了疾病分类的准确率，尤其是在那些发病率低、样本获取困难的疾病研究中。

最后，提出的 MDBAW 融合模型结合拉曼光谱组学与代谢组学，深入理解了病理特征一致性高的疾病特征，对于早期诊断及治疗具有重要的推动作用。这些技术的发展不仅为拉曼光谱在医学诊断中的应用提供了新的视角和工具，而且在提高疾病诊断的精确性和便捷性方面展现出了重要的研究价值。

我有幸与吕小毅教授及“我爱我家”团队紧密合作，深受他们团结协作、不懈奋斗的精神所感染。在此，我要特别表彰吕小毅、陈晨和陈程三位学者，他们不仅在各自的科研领域内展现了卓越的专业才能，吕小毅和陈程更是入选了美国斯坦福大学和爱思唯尔数据库发布的“全球前 2%顶尖科学家榜单 2024”。这一成就不仅是对他们科研成就的肯定，也是对他们在医学诊断和生物传感技术领域所做出的杰出贡献的认可。他们的科研品质令人钦佩，每一次的讨论和实验都充满了激情和创新，他们对于科研的热情和对未知的探索精神，为整个团队注入了源源不断的动力。在合作过程中，他们总是以开放的心态接纳不同的观点，以协作的姿态共同解决问题，这种团队精神和科研态度，使得每一次的合作都充满了愉悦和成就感。此外，吕小毅教授及其团队的努力拼搏和卓越表现，不仅在学术上取得了突破，更在实际应用中展现出巨大的潜力，为医学诊断和生物传感技术的发展贡献了宝贵的智慧和力量。

最后，在智能医学诊断这一充满挑战与机遇的领域，我诚挚地向您推荐吕小毅教授及其领导的“我爱我家”团队。他们的专业领域涵盖了医学、生物传感技术、人工智能等多个交叉学科，特别适合那些对创新医疗技术、疾病早期诊断和生物安全研究充满热情的科研人员。我深信，他们的研究成果和合作精神将为该领域的研究人员提供宝贵的启发和支持。在此，我预祝所有致力于医学智能诊断研究的同仁们能够取得更多突破性成果，为人类健康事业贡献力量。愿我们如同吕小毅教授团队一样，充满激情与创新，共同推动科学进步，造福社会。

吕力为
香港免疫学会秘书长
2024 年 11 月
于香港

前　　言

自1928年印度科学家拉曼（C.V. Raman）发现拉曼散射现象以来，拉曼光谱技术已成为分析化学、物理学和生物学等领域的重要工具。凭借其非破坏性、高灵敏度和高选择性等独特优势，拉曼光谱在分子结构分析和定性定量检测等方面得到了广泛应用，特别是在医学领域，展现出巨大潜力。与此同时，红外光谱技术也在医学检测中取得了重要进展。红外光谱通过分析分子中化学键的振动信息，提供了与分子结构相关的详细信息，已广泛应用于疾病诊断、病理分析及生物标志物的识别。近年来，随着机器学习和人工智能技术的迅速发展，拉曼光谱和红外光谱在癌症、心血管疾病、感染性疾病等重大疾病的早期筛查和精准诊断中取得了显著的应用进展。然而，这些技术在实际应用中仍面临信号弱、干扰大、数据处理复杂等挑战，限制了其在临床中的广泛应用。因此，如何突破这些瓶颈，优化光谱技术的医学应用效果，已成为亟待解决的关键问题。

本书旨在深入探讨拉曼光谱技术在医学领域的最新应用进展，特别是在早期疾病筛查和分子诊断中的创新解决方案方面。结合作者的实际研究经验，本书分析了当前拉曼光谱技术在医学诊断中的瓶颈，并提出了相应的优化方案，既为学术界提供了新的研究视角，也为临床实践提供了可行的指导。希望本书能激发读者对拉曼光谱技术的兴趣，推动其在医学诊断中的广泛应用，助力精准医学的实现。

本书分为7章，聚焦于拉曼光谱技术在医学诊断中的应用，涵盖基础理论、技术难点及解决方案。第1章主要介绍光谱技术的研究背景、发展历程及其在医学诊断中的重要性，分析国内外的研究现状和技术前沿，并探讨未来发展方向。第 2 章探讨如何利用常见的机器学习模型（如支持向量机和神经网络）处理和分析拉曼光谱数据，重点分析光谱特征提取对提高疾病检测精度的作用。第 3 章讨论在医学诊断中构建高效模型的方法，重点介绍迁移学习如何提升模型的精度和鲁棒性，并通过多种疾病案例展示其应用效果。第 4 章探讨傅里叶红外光谱与化学计量学方法结合用于预测乳腺癌患者肿瘤尺寸的可行性，为术前微创肿瘤尺寸预测提供了新的思路。第 5 章研究拉曼光谱与傅里叶红外光谱的联合应用，分析光谱融合技术在提高诊断效果中的潜力。第 6 章介绍新型多孔硅-光子晶体表面增强拉曼散射基底在乳腺癌血清检测中的应用。第 7 章总结本书内容，并展望未来光谱技术在医学诊断中的发展趋势，特别是在多光谱融合和深度学习模型的优化方面。综上，本书通过在特征提取、模型架构和数据融合等方面的技术优化，结合新型生物传感器的创新应用，显著提升了医学诊断的精度与效率，为光谱技术在疾病早期筛查和分子诊断中的应用提供了创新性的解决方案。

本书由吕小毅、陈晨、陈程共同著述。吕小毅负责本书整体统筹规划，搭建全书的基础架构，并对各部分内容进行系统整合与最终审定。陈晨在数据分析与临床应用方面贡献了重要的理论和实践经验，负责相关内容的撰写；陈程在光谱信号处理和实验方法方面提供了关键学术支持，负责相关内容的撰写。此外，感谢所有为本书提供帮助的同行专家、研究人员及技术人员，尤其是作者的家人，他们的支持和理解使作者能够专注于这项工作。

由于作者学识有限，书中难免存在瑕疵，敬请读者给予批评指正。

目　录

第 1 章　绪　　论

1.1　研究背景及意义

近年来，随着前沿科学的发展，医学作为受益最多、发展最快的研究领域，在疾病诊断与治疗上的技术更迭速度之快令人惊叹。这些技术极大地提高了疾病早期筛查的成功率与患者的康复率，部分绝症如晚期癌症、艾滋病等的治疗也研究出了靶向药、特效药来延长患者的生命。医学技术作为一个综合性极强的交叉研究技术，涉及物理学、生物化学，乃至人工智能技术等学科。

人工智能作为速度极快、可移植性极强的一门技术已经融入各行各业中，其衍生出来的智能云、大数据分析等技术已经在金融、可穿戴设备等领域发挥着举足轻重的作用。与此同时，医学与工程学交叉学科及人工智能相结合的领域也迅速发展，特别是在医学诊断技术开发中。例如，CT（computed tomography，计算机断层扫描）、MRI（magnetic resonance imaging，磁共振）等医学图像的识别、分割，心电图、脑电图和光谱数据的识别与分析等。

光谱学作为物理学的分支之一，由于其技术能够检测出不同生物化学分子的“指纹特征”，已经逐渐发展为新型生物医学检测方法的重要手段之一，并在实时辅助诊断中取得了长足的进展[1-3]。目前已经有许多研究者以特定的疾病（如乳腺癌、乙肝等）作为研究对象，通过采集患者的体液获得光谱数据，利用光谱数据分析患者生物流体中的物质结构组成及含量情况，对样本进行分类。目前，虽然光学检测领域发展势头迅猛，许多研究者在光谱信号的前端实验对光谱信号的采集设计了一些新的信号增强方法［如对表面增强拉曼光谱（surface enhanced Raman scattering，SERS）的基底进行设计[4-6]］，但是在光谱信号的后端数据处理上仍存在一些问题尚未解决。例如，未针对光谱学数据的特点设计匹配度更高的数据处理算法；研究对象种类过于单一，大量的针对疾病与健康人的二分类模型无法应对临床诊断时样本所处环境的复杂性及研究对象的复杂性（多病种）。此外，国内外许多研究者均是针对单一的光谱（如拉曼光谱、傅里叶红外光谱、紫外可见光谱）构建识别模型，而数据来源单一会局限分类模型在复杂环境的鲁棒性，也会由于特征来源单一而无法构建多分类模型。这些问题使得光谱学诊断技术距离临床应用还存在一定的距离。

针对上述问题，本书将从以下 5 个方面着手解决：

1）改进机器学习算法，构建更加高效的数据处理模型来提高模型识别效果。这些改进的算法为数据融合模型、回归模型提供有力的技术支撑。

2）由于大部分深度学习网络在处理不同的光谱数据对象时模型效果波动较大，导致研究者们需要根据不同数据、不同研究对象的特点，提高模型准确率来改动深度学习网络的框架。为了构建更加稳定、包容性更强的深度学习网络，本书基于卷积神经网络（convolutional neural networks，CNN）、残差神经网络（residual network，ResNet）和长短期记忆（long short-term memory，LSTM）网络构建迁移学习融合诊断模型。

3）通过傅里叶变换红外光谱并结合化学计量学方法预测浸润性导

管癌（invasive ductal carcinoma，IDC）患者肿瘤的最大直径及其最大垂直径。

4）通过采集不同类型的光谱，提取样本不同角度的信号特征，最终构建更加高效的多分类模型。

5）通过设计高效且稳定性强的 SERS 基底来增强拉曼信号，提高数据分析效率。

1.2 拉曼光谱研究现状

1.2.1 拉曼光谱应用研究现状

当光穿过透明的介质时，由于受到分子散射光的影响，频率被改变的现象称为拉曼散射[7]。该散射效应由印度物理学家拉曼（C. V. Raman）于 1928 年发现[8]，在此之后发展出了拉曼光谱学。而后又因为拉曼光谱的信号强度比较弱，只有入射光强度的 10^{-7} 大小，而且还存在瑞利散射等强散射光的干扰，以及当时拉曼光谱的检测仪器的灵敏度不高，使得拉曼光谱的应用局限于对化学分子振动光谱的研究[9]。1960 年激光出现后，由于激光具有亮度大、单色性好、高度偏振性等优点，因此替代了汞灯激发光源[10]，使得拉曼光谱学获得新生。20 世纪 90 年代，随着激光共聚焦显微拉曼光谱仪的研制成功[11]，拉曼光谱在许多领域发挥着日益重要的作用。

相比于荧光光谱和红外光谱，拉曼光谱信息更丰富、无须处理样本，且不受组织内水分影响[12]，因此在疾病检测中应用更广。2010 年，高泽红等[13]通过拉曼光谱仪检测了 234 例结直肠癌组织和周围正常组织的光谱，研究结果表明正常组织拉曼光谱中的 1299 cm^{-1} 和 1264 cm^{-1} 波数的拉曼峰强度比值平均值是3.17，癌变组织的是1.33，正常组织和癌变组织的分界值为1.96，并以此分界值作为判别结直肠癌组织和正常组织的准确率达到94%。

2013年，Sahu等[14]探讨了通过血清拉曼光谱技术检测哮喘的可行性，通过实验对44个不同严重程度（包括轻度、中度和重度，其中重度患者又分为治疗和未治疗）的哮喘受试者和15个健康人进行了拉曼光谱技术检测和分析。经研究发现，哮喘患者和健康人的拉曼光谱间存在着明显的不同，且随着哮喘严重程度的增加，蛋白质结构变化、脱氧核糖核酸（deoxyribonucleic acid，DNA）特异性谱带增宽、糖胺聚糖特征峰增强得更为显著。

2016年，Qiu等[15]对30例早期鼻咽癌患者和46例晚期鼻咽癌患者的光谱进行研究，发现早晚期的癌变组织的光谱在1004 cm^{-1}与1209 cm^{-1}两处波数位置上的峰值强度存在着明显的不同，这些不同可以作为鉴别鼻咽癌早晚期的拉曼特征峰。

2017年，中南大学的康竞等[16]对54例喉癌样本和56例癌旁样本进行了拉曼光谱检测，并对得到的信号进行去噪和主成分分析，得到了喉癌患者和癌旁患者的光谱特征，并结合线性判别分析方法建立了判别模型，结果表明拉曼光谱具有为喉癌提供精确鉴别的潜能。

目前，拉曼光谱在临床应用中的实现仍然存在一个挑战：当激光光源照射在生物体样品上时，样品中激发的自体荧光和拉曼信号叠加导致拉曼光谱信号强度约为原始激发光信号强度的10^{-8}[17]，这可能会使直接获取的光谱不能体现出生物体样品的原本结构信息。因此，荧光背景的去除是拉曼光谱技术研究的一个关键环节。当前，拉曼光谱增强的方法主要包括SERS[18,19]和拉曼光谱数据的后期处理[20,21]。SERS技术在生物样品的检测中可以抑制生物体组织产生的荧光背景，并且可以检测到样品中的化学分子的结构信息，因此在疾病的检测方面具有较好的发展前景。然而，SERS 技术存在造价昂贵、基底材料受限等缺点。相较之下，拉曼光谱数据的后期处理技术不存在上述问题，因此在消除拉曼荧光背景方面得到了广泛应用。

1.2.2　拉曼光谱疾病诊断的研究现状

拉曼光谱技术是一种基于非弹性散射的光学光谱技术，为分子提供了特定的“指纹”类型信息[1,22,23]。因此，拉曼光谱技术经常被用于进行生物分子的检测。绝大部分疾病最初是在分子层面上发生变化，但因为传统方法检测的局限性，早期这些细微的变化通常无法预测[24]。而拉曼光谱可以在分子层面上监测这些变化，因为每种生物分子在拉曼光谱上都会产生独特的峰。目前，拉曼光谱技术已广泛应用于脑癌、肺癌、皮肤癌、宫颈癌、阿尔茨海默病等疾病的早期筛查[1,25-27]。

以往，人类包虫病的临床诊断主要依赖于通过检查和触诊发现症状[28]。随着科学技术的不断进步和诊断仪器的发展，包虫病的诊断由 20 世纪 50 年代以临床症状诊断为主[29]，进展到了采用影像技术诊断和免疫学检查阶段。

包虫病的影像学检查方法有很多，其中超声检查因具有较高的敏感性和特异性，以及便于携带和成本低等优点而成为首选检查方法。通常包虫病能够通过超声检查得到精确的鉴定，但有的情况下无法精确地看出病灶的数目、大小、肝部感染状况等[30]。多层螺旋 CT（multislice spiral computed tomography，MSCT）凭借其良好的密度和空间分辨率，不仅可以在早期诊断出包虫病，而且可以很明显地观察到包虫囊肿存在的位置，并可以观察到囊肿的数量、存在的位置及其大小，这些能够帮助医生在手术时准确地选择需要动手术的位置[31]。MRI 以其多参数、多方位成像的特点，可以明确地观察到病变的位置、形态以及与邻近器官的关系[32]。

包虫病的免疫学检测法是诊断包虫病的一个辅助方法。2001 年，Sbihi 等[33]采用 6 种血清学检查方法检测包虫病，使用纯化抗原的酶联免疫吸附法（enzyme linked immuno sorbent assay，ELISA）技术得到的结果敏感性为 93.5%，特异性为 89.7%，诊断准确率为 92.3%，这一发现证实了使用纯化抗原对包虫病进行免疫诊断是至关重要的。

2012 年，王立英等[34]对我国目前已经研制的比较成熟的 9 种血清学诊断试剂进行了测试，这些测试试剂对 400 例样本检测的敏感性为 42.4%～95.8%，特异性为 48.6%～100%，阳性诊断率为 86.7%～100%，阴性预测值为 27.2%～82.6%，正确指数为 0.285～0.802。其中，ELISA 试剂的诊断率最高，敏感性和特异性分别为 88.5%和 91.7%，正确指数为 0.802，一致性为 90.1%。

2014 年，钟洪燕等[35]使用 ELISA 法，利用血清包虫免疫球蛋白 G（immunoglobulin G，IgG）抗体试剂盒，对 1242 例疑似患有包虫病的受试者的血清样本进行了检测，并以临床诊断为标准，得到的敏感性和特异性分别为 87.06%和 91.87%。

2015 年，赵丹等[36]针对 62 例确诊的包虫病患者的血清样本和 129 例健康人的血清，利用合成多肽 p176 抗原，采用 ELISA 法进行检测，其诊断包虫病的敏感性为 79.03%，特异性为 96.12%。

2015 年，Tamer 等[37]使用免疫层析试验（immuno chromatographic

test，ICT）对 102 例包虫病患者、38 例其他寄生虫病患者、50 例健康人进行了检测。该方法得到的灵敏性、特异性、阳性率和阴性率分别为 96.8%、87.5%、98.9%和 70%，为包虫病的检测提供了一种快速而有效的方法。

1.2.3 数据融合技术

数据融合技术最早是美国军方应用在作战管理指挥、控制、通信和情报系统的底层核心技术，后逐渐被政府与企业所使用，进而发展到民用与家庭领域。目前数据融合技术的主要应用领域有多源影像复合、机器人和智能仪器系统、战场和无人驾驶飞机、图像分析与理解、目标检测与跟踪、自动目标识别等。数据融合的主要目的是通过融合不同属性、特征的数据来进一步提高识别系统的可靠性、鲁棒性和泛化能力，减少单一数据难以消除的不确定性的影响[38]。

其中，数据融合策略主要分为低层次融合、中层次融合和高层次融合 3 种。低层次融合的流程如下：经过预处理的数据—数据融合（拼接）—建模分析。其优点是可以保留尽可能多的数据信息；但缺点是在保留过多信息的同时，会导致建模效率低下、处理时间较长、实时性差，并且抗干扰能力较差。中层次融合又称特征融合，在这一级别中，先是对类型数据进行特征提取，提取的特征信息应是原始信息的充分表示量或充分统计量；然后按特征信息对多种光学数据进行分类、聚集和综合，产生特征矢量；而后采用一些基于特征融合方法融合这些特征矢量，做出基于融合特征矢量的属性说明。中层次融合的流程如下：经过预处理的光谱数据—特征提取—特征融合—建模分析。高层次融合又称为决策层融合，是最高水平的融合。高层次融合主要是对每一类数据构建识别模型，并对其结果加以融合。高层次融合的优点是具有很强的容错性，分析能力强；但它对预处理及特征提取有较高要求，所以融合的代价较高。高层次融合的流程如下：预处理的光学数据—特征提取—建模—决策层融合[39]。

数据融合属于一种属性融合，如在遥感图像识别中，它是将同一地区的多源遥感影像数据加以智能化合成，产生比单一信息源更精确、更完整、更可靠的估计和判断；而目前在光谱学领域中，数据融合更多是一种信息的互补性融合或者是数据特征的二次挖掘。目前在光谱学融合技术开发中，Chen 等[40]建立了激光诱导击穿光谱（laser-induced breakdown spectroscopy，LIBS）和中红外（middle infra-red，MIR）光谱融合技术来预测土壤的 pH 值，融合模型的预测决定系数（coefficient of determination for prediction）R_p^2 为 0.9809，预测均方误差（root mean square error of prediction）RMSEP 为 0.0645，与 LIBS 预测模型和 MIR 模型相比有明显的提升。Gholizadeh 等[41]通过可见-近红外光谱和 X 射线荧光光谱融合技术并结合基于遗传算法的支持向量机（genetic algorithm-support vector machine，GA-SVM）方法预测土壤中有毒元素的含量。

随着近些年数据融合技术在图像、光谱等多个领域的迅猛发展，其逐渐演变成大数据时代解决模式识别极为重要的技术之一。

第 2 章　机器学习算法在拉曼光谱信号处理中的应用

2.1　反向传播神经网络分析包虫病血清拉曼光谱信号

2.1.1　实验设备及样品来源

如图 2.1 所示，本书拉曼光谱实验在激光共聚焦拉曼光谱仪中进行，使用 10 倍物镜，并在环境温度下操作。为了保证良好的信噪比，使用激发波长为 532nm 的氩离子激光器激发样品。

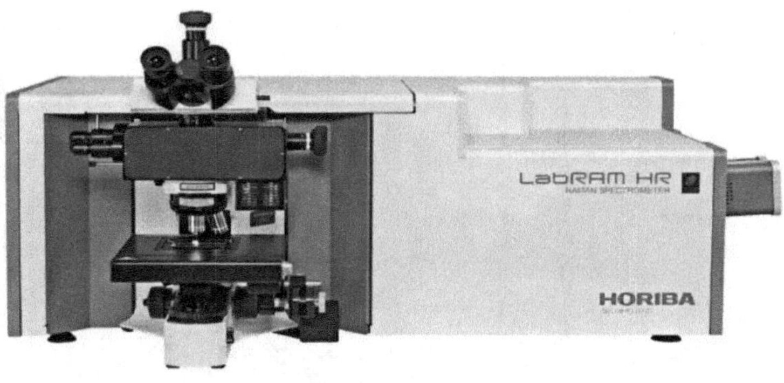

图 2.1　激光共聚焦拉曼光谱仪

实验所用包虫病患者和健康人两类数据由新疆医科大学第一附属医院包虫病重点实验室提供，随机取出诊断明确、资料完整的健康人 38 例、包虫病患者 28 例。

2.1.2　光谱数据去噪

本章采用归一化、多元散射校正（multivariate scattering correction，MSC）、萨维茨基-戈雷（Savitzky-Golay，S-G）平滑滤波、标准正态变换（standard normal variate，SNV）等预处理方法对健康人和包虫病患者数据进行预处理，旨在探寻能够有效消除基线漂移、扣除环境干扰和机械噪声的预处理算法。

图 2.2 为光谱预处理前健康人和包虫病患者的原始拉曼光谱（图中 h 为健康人的拉曼光谱，p 为包虫病患者的拉曼光谱），图 2.3 为归一化之后健康人和包虫病患者的拉曼光谱。从图 2.2 中可以观察到，健康人和包虫病患者的光谱数据不是同一个数量级，在图 2.2 中不能得到这两类数据的显著的鉴定信息；图 2.3 中，光谱数据经过了归一化处理后，

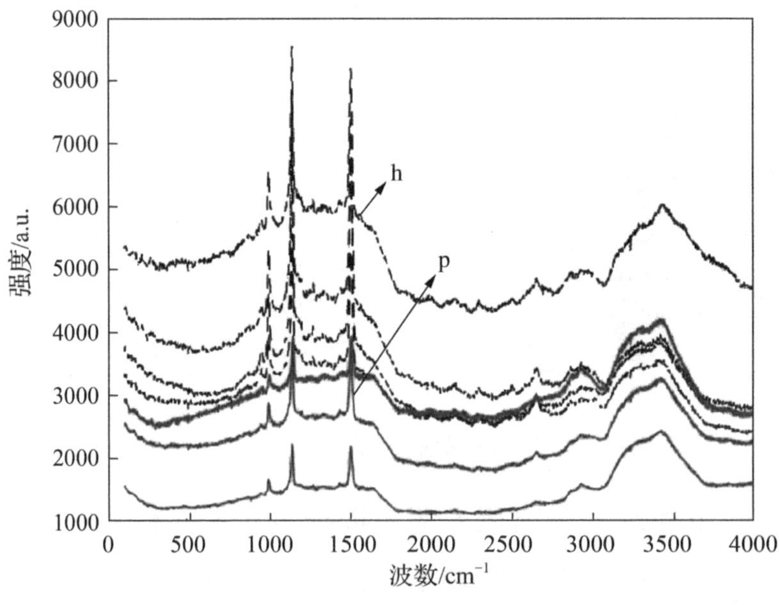

图 2.2（彩图）

图 2.2　健康人和包虫病患者的原始拉曼光谱数据

h. 健康人光谱；p. 包虫病患者光谱

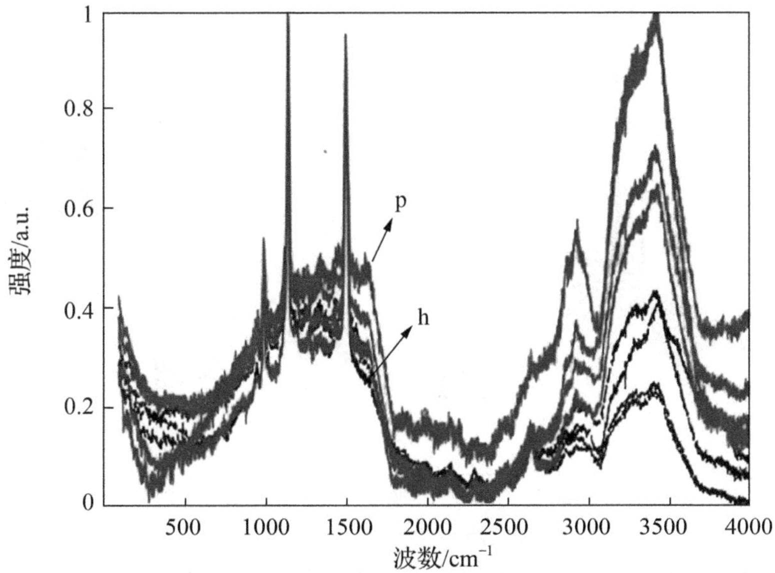

图 2.3（彩图）

图 2.3　归一化之后健康人和包虫病患者的拉曼光谱

h. 健康人光谱；p. 包虫病患者光谱

可明显看到，在 2850～4000 cm^{-1} 波数段包虫病患者的光谱强度高于健康人，而在其他波数段中两类受试者的光谱吸收峰普遍重叠在一起。

图 2.4 为经 MSC 处理后健康人和包虫病患者的拉曼光谱。由图 2.4 可观察到，健康人和包虫病患者的光谱吸收峰在 1800～2940 cm^{-1} 区域内重叠在一起，在 100～1799 cm^{-1}、2941～4000 cm^{-1} 区域内可以明显观察到健康人和包虫病患者拉曼光谱吸收峰的差异。在 100～1799 cm^{-1} 波数范围内，健康人的吸收峰强度高于包虫病患者；在 2941～4000 cm^{-1} 波数范围内，包虫病患者的吸收峰强度高于健康人，吸收峰的不同表明了在该波数段上健康人和包虫病患者的血清中的成分结构存在差异。

对原始拉曼光谱数据进行 S-G 平滑滤波时，设定 S-G 滤波器的窗宽为 20，多项式的阶数为 4，得到的滤波效果如图 2.5 所示。

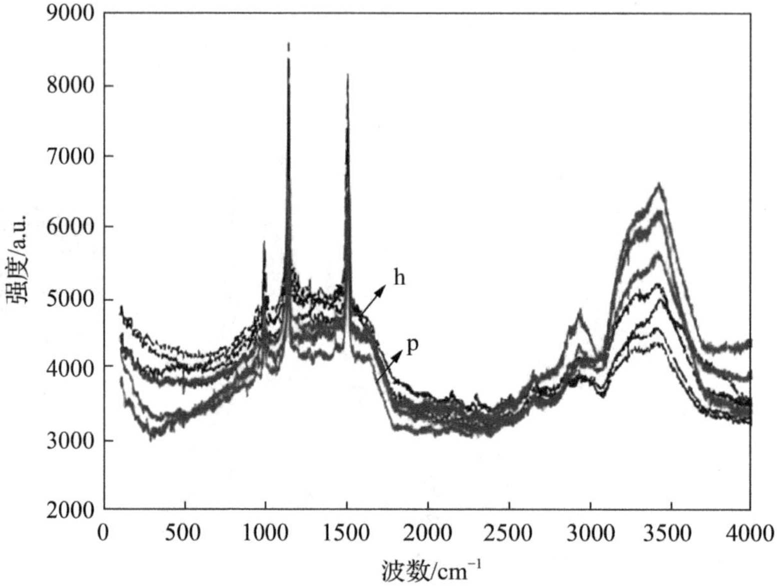

图 2.4（彩图）

图 2.4　经 MSC 处理后健康人和包虫病患者的拉曼光谱

h. 健康人光谱；p. 包虫病患者光谱

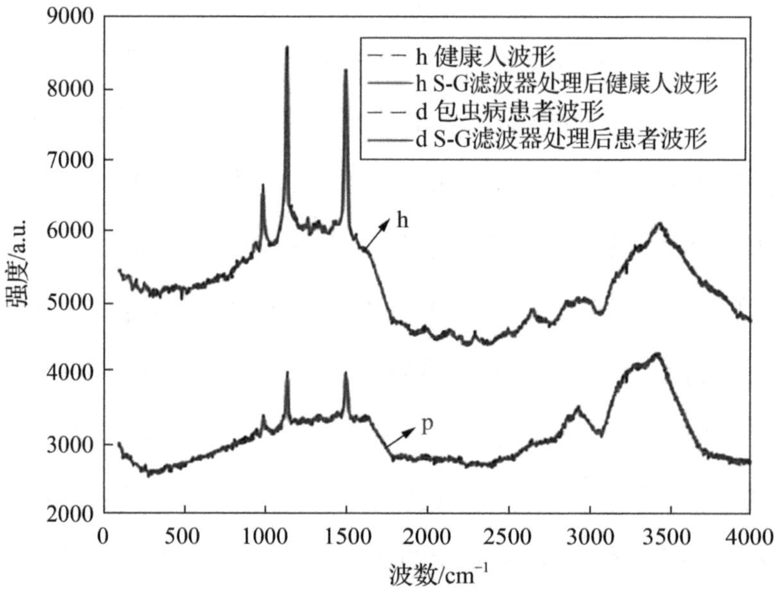

图 2.5（彩图）

图 2.5　使用 S-G 滤波器处理后数据光谱对比

h. 健康人光谱；p. 包虫病患者光谱

由图 2.5 可观察到，原始样品数据由于受到外界噪声影响，光谱中存在锯齿状噪声；经过 S-G 平滑滤波后，可明显观察到，在保持原始波形的形态下，锯齿噪声被有效去除。

对原数据进行 SNV 处理后，健康人和包虫病患者的拉曼光谱如图 2.6 所示。

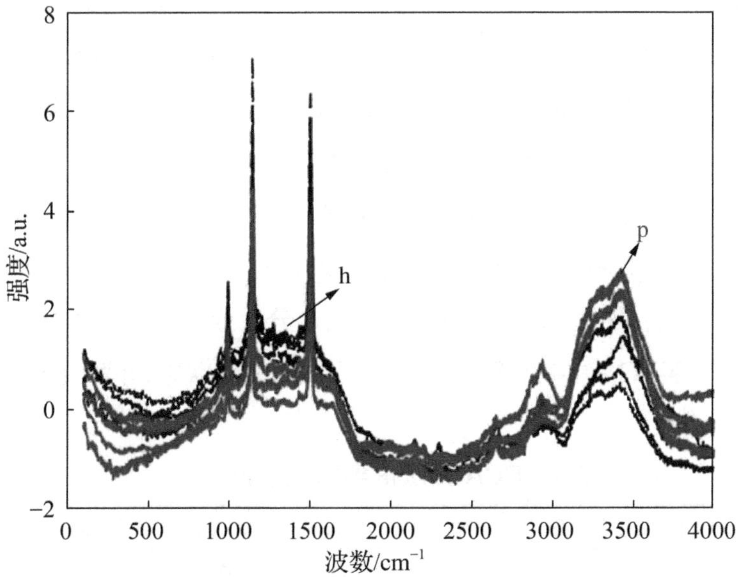

图 2.6（彩图）

图 2.6　SNV 处理后健康人和包虫病患者的拉曼光谱

h. 健康人光谱；p. 包虫病患者光谱

由图 2.6 可观察到，图 2.4 和图 2.6 的预处理效果非常相似，Fearn 等[42]在文献中经实验验证了 MSC 和 SNV 这两种方法应用的方程具有相同的形式，在许多情况下，这两种方法会产生非常相似的结果，它们被广泛认为是可交换的。

为了验证上述几种预处理方法在处理包虫病拉曼光谱信号上的可行性，下面将上述预处理方法结合特征提取算法进行对比，以寻找适合的处理该光谱信号的预处理算法。

2.1.3　特征提取

若把预处理后的信号直接输入反向传播神经网络（back propagation

neural network，BPNN），一方面，网络的运行速率会因为输入信号维数太大而下降；另一方面，数据的归类准确性也会因为数据中冗杂信号的干扰而减少。当原数据经压缩后，其冗余信息所带的噪声会在保留数据结构特征的情况下被有效扣除，其网络的收敛速度也会得到有效提高。

对采集到的 66 个受试者的数据进行归一化、MSC、S-G 平滑滤波、SNV 处理，使用主成分分析（principal component analysis，PCA）算法、核主成分分析（kernel principal component analysis，KPCA）算法对得到的拉曼光谱信号进行了压缩，以下为实验结果展示。

当采用 PCA 算法时，若前面几个主成分的累计方差贡献率大于或者等于 85%，则此后的主成分便可舍去。基于此规则，不同预处理方法与 PCA 结合得到表 2.1 所示的主成分，当采用 KPCA 算法，各预处理方法与 KPCA 结合的主成分累计方差贡献率均为 100%，如表 2.2 所示。

表 2.1　PCA 算法得到的主成分

算法	主成分数	主成分累计方差贡献率/%
原始数据+PCA	1	94.10
归一化+PCA	2	69.01+18.09=87.10
MSC+PCA	1	85.14
S-G+PCA	1	94.12
SNV+PCA	2	76.16+12.79=88.95

表 2.2　KPCA 算法得到的主成分

算法	主成分数	主成分累计方差贡献率/%
原始数据+KPCA	2	50+50=100
归一化+KPCA	4	22.76+24.79+25.87+26.58=100
MSC+KPCA	4	25+25+25+25=100
S-G+KPCA	2	50+50=100
SNV+KPCA	4	24.999938+ 25.000013+ 25.000024+ 25.000024=100

通过上述 5 个算法提取到的主成分得分散点图如图 2.7 至图 2.11 所示。

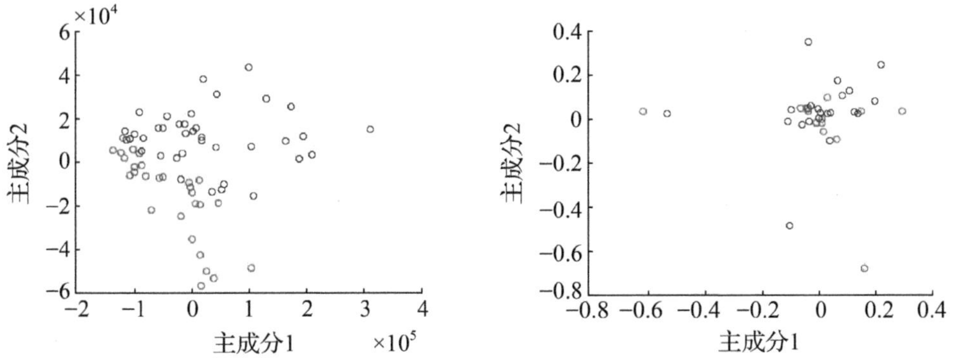

（a）原始数据+PCA得分散点图　　（b）原始数据+KPCA得分散点图

图 2.7　原始数据+PCA/KPCA 得分散点图

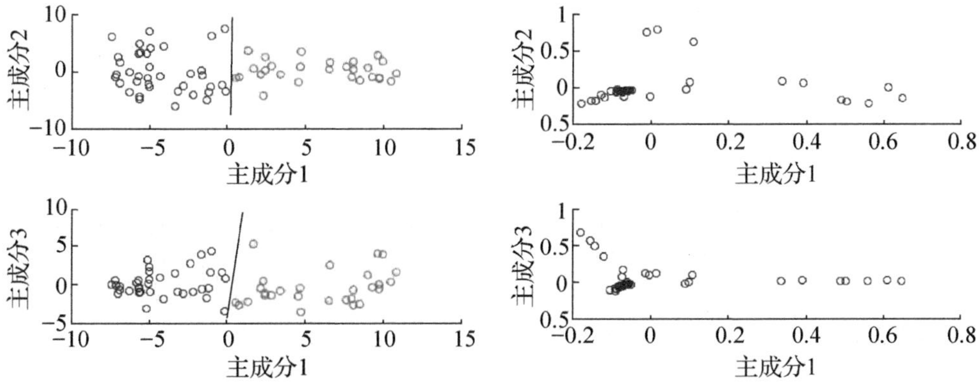

（a）归一化+PCA得分散点图　　（b）归一化+KPCA得分散点图

图 2.8　归一化+PCA/KPCA 得分散点图

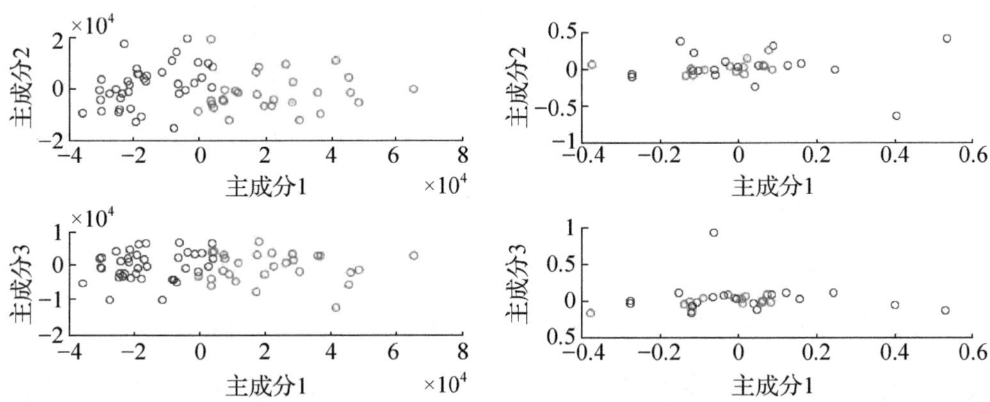

（a）MSC+PCA得分散点图　　（b）MSC+KPCA得分散点图

图 2.9　MSC+PCA/KPCA 得分散点图

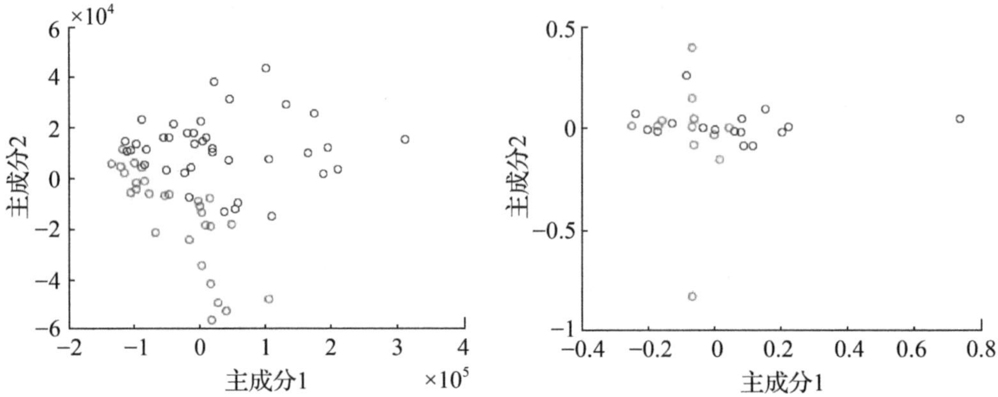

（a）S-G+PCA得分散点图　　（b）S-G+KPCA得分散点图

图 2.10　S-G-PCA/KPCA 得分散点图

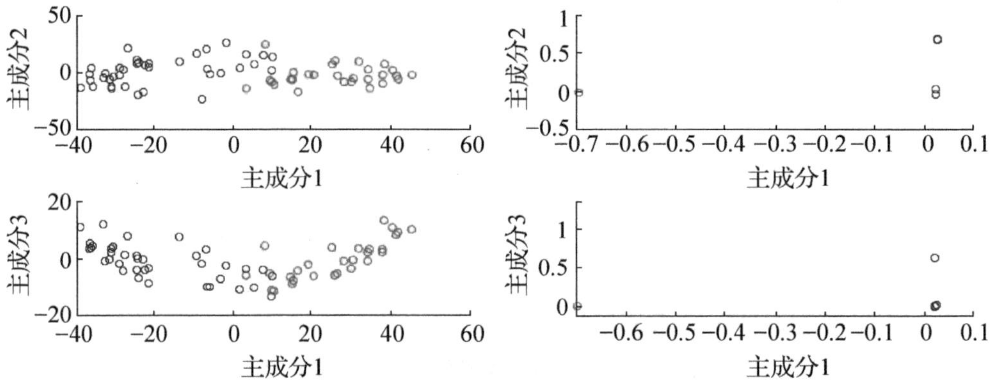

（a）SNV+PCA得分散点图　　（b）SNV+KPCA得分散点图

图 2.11　SNV+PCA/KPCA 得分散点图

通过上述实验结果可观察到，在原始数据、归一化后数据、MSC 处理数据、S-G 平滑滤波处理数据、SNV 处理数据分别经过 PCA、KPCA 算法处理后，经 PCA 算法提取得到的主成分的聚类能力优于经 KPCA 算法提取得到的主成分的聚类能力，且归一化+PCA 算法的聚类效果优于其他组合。紧随其后的是 MSC+PCA 算法和 SNV+PCA 算法组合，虽然其聚类效果不及归一化+PCA 算法，但要优于原始数据+PCA

算法、S-G 平滑滤波+PCA 算法的聚类效果。原始数据+PCA 算法和 S-G+PCA 算法并不能有效实现两类数据的聚类。

经实验对比分析，本书选择先使用归一化算法处理光谱数据，其后采用 PCA 算法压缩数据。

2.1.4　PCA-BP 算法建模分析

分别将通过上述 5 个算法得到的主成分输入 BPNN、学习矢量量化（learning vector quantization，LVQ）神经网络，有如下分类结果。

1. BPNN 算法建模

在 101.298～3999.76 nm 的光谱波段内共采集了 2708 个波长的数据。如果将采集到的全部光谱数据作为 BPNN 的输入，将会大幅增加 BPNN 的计算量。因此采用 PCA 算法获得的前两个主成分得分作为神经网络的输入特征，设置输出节点数为 1，隐藏层节点数为 7。在创建 BPNN 时，使用的函数为 newff()，隐藏层函数使用 tansig()，输出层函数使用 purelin()。网络训练过程使用的函数为 trainlm()，设置训练迭代次数为 1000，每间隔 500 次迭代显示一次训练结果，目标误差设为 0.00001，学习速率设为 0.01[43]，其余训练参数保持默认值。模型在训练前进行了随机初始化，取健康人的输出值为 1，包虫病患者的输出值为 2。判别过程中，输出值不大于 1.5 的样本被分类为健康人，其他输出值的样本被分类为包虫病患者。从 66 个总样品中选取 40 个（约占 60%）样本作为训练集，选取 26 个（约占 40%）样本作为预测集。

BPNN 算法分别结合原始数据+PCA 算法、归一化+PCA 算法、MSC+PCA 算法、S-G+PCA 算法、SNV+PCA 算法，各模型对包虫病光谱数据的诊断结果如表 2.3 所示。

表 2.3　PCA-BPNN 算法对包虫病光谱数据的诊断结果

诊断模型	健康人确诊率/%	包虫病患者确诊率/%	平均确诊率/%	BPNN 运行时间/s
原始数据+PCA+BPNN	66.67	72.72	69.70	4.42
归一化+PCA+BPNN	93.33	90.90	92.12	2.29
MSC+PCA+BPNN	86.67	90.90	88.79	2.47
S-G+PCA+BPNN	26.67	18.18	22.42	2.34
SNV+PCA+BPNN	80	90.91	85.45	2.61

2. LVQ 算法建模

本章所使用的 LVQ 神经网络，利用向量量化神经网络函数 newlvq() 创建网络，学习速率根据经验设置为 0.01，并采用了 learnlv1 学习方法。将按照上述参数创建的 LVQ 神经网络分别结合原始数据+PCA 算法、归一化+PCA 算法、MSC+PCA 算法、S-G+PCA 算法、SNV+PCA 算法，对包虫病光谱数据的诊断结果如表 2.4 所示。

表 2.4　PCA-LVQ 算法对包虫病光谱数据的诊断结果

诊断模型	健康人确诊率/%	包虫病患者确诊率/%	平均确诊率/%	LVQ 神经网络运行时间/s
原始数据+PCA+LVQ	53.33	45.45	49.39	8.92
归一化+PCA+LVQ	80	90.91	85.45	2.70
MSC+PCA+LVQ	93.33	72.73	83.03	4.34
S-G+PCA+LVQ	53.33	9.09	31.21	60.26
SNV+PCA+LVQ	80	90.91	85.45	3.52

针对包虫病诊断结果，如表 2.3 和表 2.4 所示，对 BPNN 和 LVQ 神经网络进行对比。上述诊断结果中，LVQ 神经网络 5 种模型的运行时间都超过了 BPNN 的运行时间，且 LVQ 神经网络模型的确诊率普遍低于 BPNN 的确诊率。其中，归一化+PCA+BPNN 模型对包虫病的诊断结

果最为理想，平均确诊率达到了 92.12%，且 BPNN 的运行时间也最短。相比其他模型，归一化+PCA+BPNN 模型更适合对包虫病进行快速、准确的诊断。

2.1.5　结论

BPNN 具有优异的容错能力和较强的分类性能。本节首先针对包虫病血清拉曼光谱中的外界噪声和自噪声问题，比较了四种常用的光谱预处理算法的去噪效果。接着，对原始数据及经过四种预处理后的数据在两种数据压缩算法中的聚类效果进行了分析和比较。实验结果表明，在主成分提取后的聚类效果上，PCA 算法优于 KPCA 算法。最后，分别采用 BPNN 和 LVQ 神经网络对包虫病患者和健康人的光谱数据进行了分类。结果显示，归一化+PCA+BPNN 模型在分类性能上显著优于归一化+PCA+LVQ 及其他模型，进一步验证了 BPNN 在处理非线性样本数据时的优越性能。

2.2　基于统计模式识别的拉曼光谱信号甲状腺功能异常筛查

2.2.1　统计模式识别原理与主要问题

统计模式识别的基本原理如下：在一个样本集中，相似的样本在预先给定的模式空间中距离较近，可以看成“聚集”在一起，而差异较大的样本则相互远离。这样，样本在模式空间中形成了若干个“集团”，每个“集团”成了一个类。

统计模式识别是目前应用较广泛的一种方法[44-48]，但也存在一些问题。首先是特征的选择和优化问题，如果选择的特征能使在给定空间中的同类样本更加紧密地聚集在一起，不同类的样本有明显的分离，则能给后续的分类器设计[49-50]提供良好的效果；反之，设计得再好的分类器，最终的效果会也很差。然后是分类判别问题，日常生活中很多样品相似但不完全相同，却需要把它们归为一类。例如，在手写文字识别中，不同的人写同一个字有不同的笔迹，但必须让它们属于同一类。为了实现这一点，机器需要学习每个字的笔画和特征。因此，在分类前需要建立样本库，样本库越大，包含的样本种类越多，对预测样本的分类也就越准确，这是一种监督学习方法。最后是聚类判别问题，对于一组样本，事先并不知道能分成多少类，需要用某种相似度量的方法，通过机器进行类的建立，这是一种非监督学习方法。

统计模式识别模型包含预处理、特征抽取、分类或描述等部分，如图 2.12 所示。

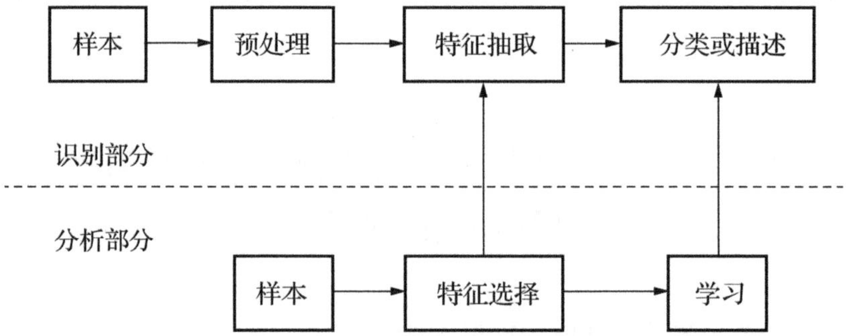

图 2.12　统计模式识别模型

上述统计模式识别模型主要包含训练和分类两种操作模型。训练的过程就是对样本库中的样本通过算法进行分类，得到决策边界的函数，并且采用一定的学习机制，使得选取的划分方法是最优的；分类的过程就是根据训练得到的决策函数和类别，把输入的样本划分到其相应的类别中。

2.2.2　实验材料及方法

实验选取 32 例被确诊为甲状腺功能障碍患者的新鲜血液样本，以及 32 例甲状腺功能正常人的新鲜血液样本。使用 Silmeco 公司的表面增强拉曼芯片[51,52]作为检测基底，选用 633 nm 激光波长的拉曼光谱仪进行光谱测量。

首先，将甲状腺功能障碍患者和正常人的血清分别与去离子水按 1∶20 的比例稀释，制备成待测样品；然后取稀释过的血清溶液均匀地涂在表面增强拉曼芯片上，形成均匀的液体膜，在高纯氮气中干燥；最后采用拉曼散射光谱仪对样品进行 SERS 光谱测量[53]。

2.2.3　实验仿真结果及讨论

在原始的甲状腺功能障碍患者血清的拉曼光谱中，细节部分被噪声干扰，存在许多毛刺，这对于甲状腺疾病的光谱诊断具有重大的影响。拉曼光谱之间的差异主要表现在波峰波谷的位置、幅度、迁移、消失等方面，一点细微的变化就可能是导致这类疾病发生的原因[54,55]。因此，细节部分的处理尤为重要。从图 2.13 可以看出，经过平滑滤波联合可变步长线性最小均方误差（variable step size least mean squares，VSS-LMS）算法对光谱进行降噪和平滑处理后，细节部分更加明显，这对于后续分析甲状腺功能障碍患者血清和正常人血清的拉曼光谱之间的差异提供了重要的帮助。

图 2.14 是甲状腺功能障碍患者和甲状腺功能正常人血清的 SERS 光谱对比，谱线 a 和 b 分别表示甲状腺功能障碍患者和甲状腺功能正常人血清的 SERS 光谱。从图 2.14 标出的位置可以看出，甲状腺功能障碍患者血清 SERS 光谱峰强度比甲状腺功能正常人的谱峰强度高；甲状腺

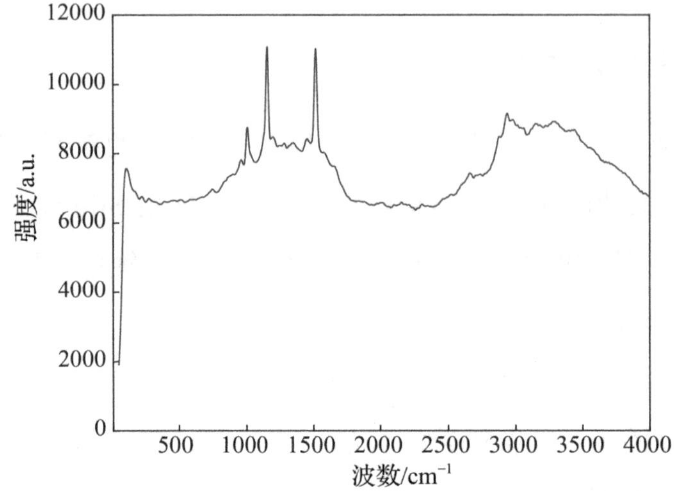

图 2.13　平滑滤波联合 VSS-LMS 降噪后的甲状腺患者血清的拉曼光谱

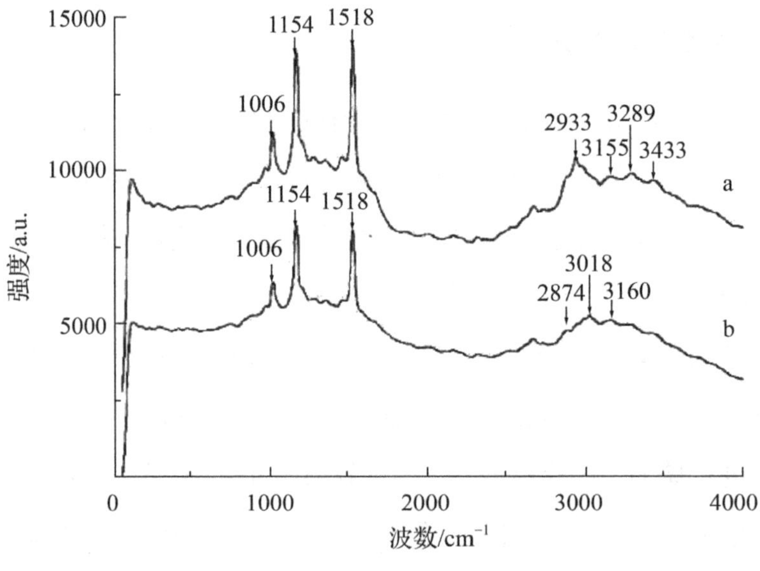

图 2.14　甲状腺功能障碍患者（a）和甲状腺功能正常人（b）血清的 SERS 光谱对比

功能正常人血清的光谱在 2874 cm^{-1} 有一个强度较小的拉曼谱峰，而甲状腺功能障碍患者在 2874 cm^{-1} 处的谱峰很弱，甚至消失；甲状腺功能障碍患者血清 SERS 光谱 2933 cm^{-1} 处的谱峰在甲状腺功能正常人中移到了 3018 cm^{-1} 的位置，并且谱峰的强度也降低了很多；在甲状腺功能障碍患者血清 SRES 光谱中的 3289 cm^{-1} 和 3433 cm^{-1} 处出现了一个较弱的谱峰，而在甲状腺正常人血清 SERS 光谱中则几乎没有出现。这些峰位的差异也是最终运用统计模式识别判别的依据。

本节实验采用 PCA 算法结合独立变量 T 检验和判别统计分析方法来分析甲状腺功能正常与功能障碍血清的 SERS 光谱。首先对两组 SERS 光谱扣除荧光背景，然后对每条谱线进行面积归一化处理，最后通过 SPSS 软件对得出的数据进行 PCA 算法处理，最终得到 9 个主成分。

通过独立变量 T 检验方法对得到的 9 个主成分进行分析，最终得到甲状腺功能正常人和甲状腺功能障碍患者的血清 SERS 光谱 3 个差异最为显著的主成分：PC1、PC2 和 PC3。图 2.15（a）是 PC1 和 PC2 的二维散点图，利用直线 $Y_{PC2} = -0.01X_{PC1} + 0.3$ 进行判别，得出特异性为 84.4%，灵敏度为 87.5%，总判别准确率为 85.9%；图 2.15（b）是 PC2 和 PC3

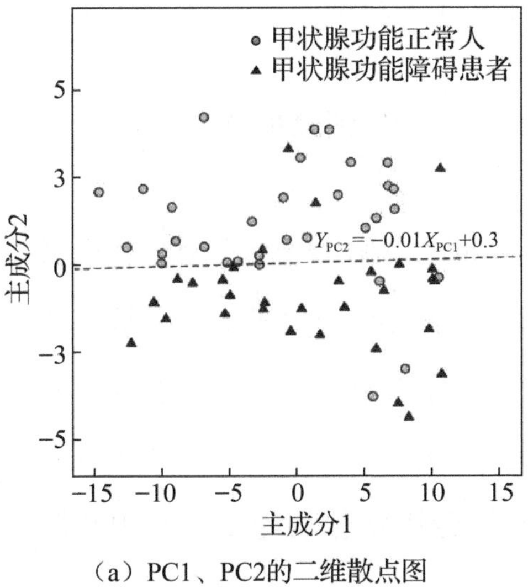

（a）PC1、PC2的二维散点图

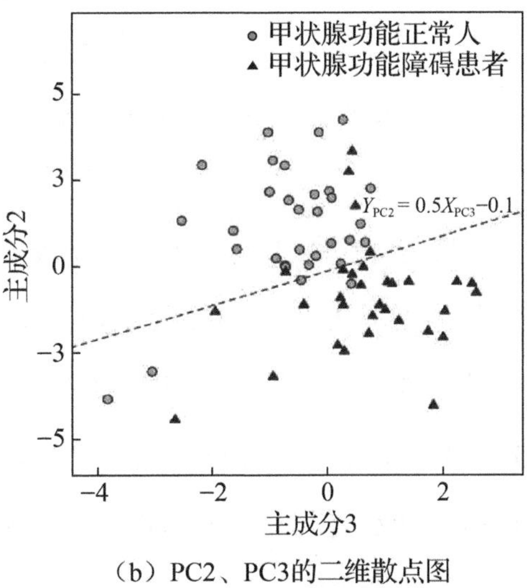

（b）PC2、PC3的二维散点图

图 2.15　32 例甲状腺功能正常人与 32 例甲状腺功能障碍患者主成分得分散点图

的二维散点图，利用直线$Y_{PC2}=0.5X_{PC3}-0.1$进行判别，得出特异性为87.5%，灵敏度为84.4%，总判别准确率为85.9%。图2.16是PC1、PC2和PC3三维散点图，从图中可以看出，虽然这两类之间有部分重叠，但基本可以明显地区分开来。通过PC1、PC2和PC3进行判别，得到的特异性为90.6%，灵敏度为84.3%，总判别准确率为87.4%。从实验结果可以看出，整体判别的准确率较高。因此，利用PCA算法结合统计模式识别方法可以较好地诊断甲状腺功能是否正常。

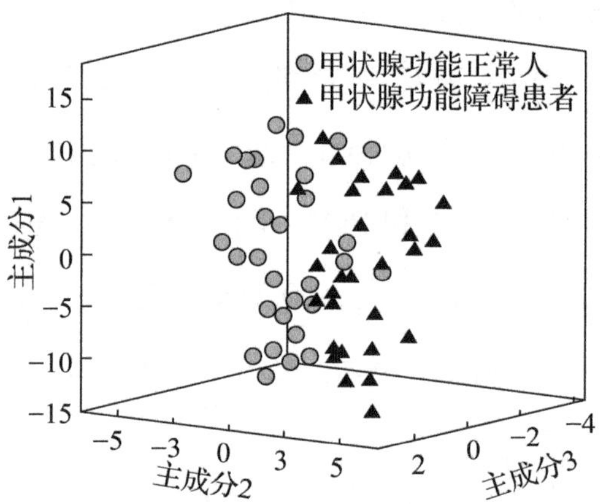

图2.16　32例甲状腺功能正常人与32例甲状腺功能障碍患者主成分三维散点图

图2.17是32例甲状腺功能正常人和32例甲状腺功能障碍患者具有显著差异的主成分PC1、PC2和PC3判别式得分单独组图。从图2.17中可以看出，甲状腺功能正常人的判别得分大部分小于0，主要分布在0～−3区域；甲状腺功能障碍患者判别式得分大多大于0，主要分布在0～4区域。因此，可以以0为界限来区分甲状腺功能正常和甲状腺功能障碍患者的样本。

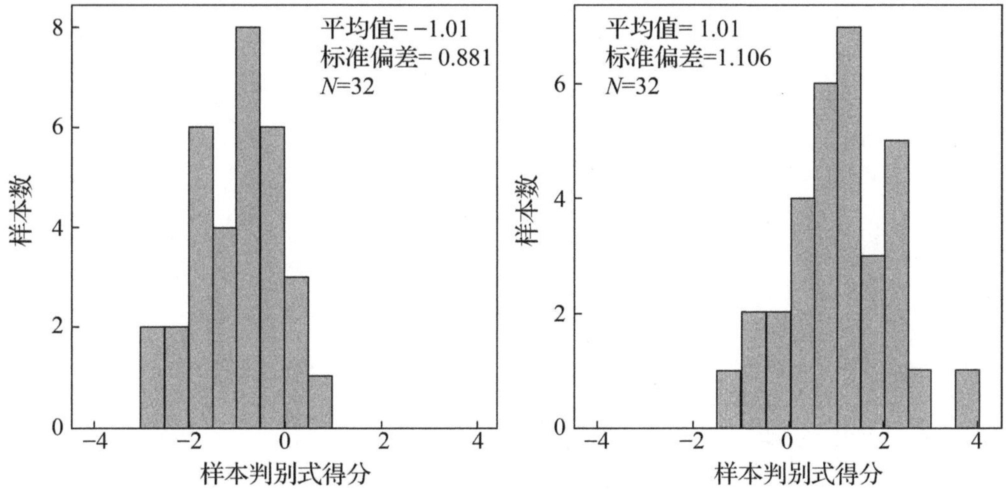

（a）甲状腺功能正常人　　（b）甲状腺功能障碍患者

图 2.17　32 例甲状腺功能正常人和 32 例甲状腺功能障碍患者具有显著差异的主成分 PC1、PC2 和 PC3 判别式得分单独组图

在图 2.17 中，甲状腺功能正常人的判别式得分标准偏差为 0.881，甲状腺功能障碍患者的判别式得分标准偏差为 1.106，甲状腺功能正常人的标准偏差比甲状腺功能障碍患者小一些，正好对应图 2.16 中甲状腺功能正常人在三维空间中分布较集中，而甲状腺功能障碍患者分布较分散的情况。

本节实验利用受试者工作特征（receiver operating characteristic，ROC）曲线对此统计分析方法的可靠性进行验证。ROC 曲线的评价统计分析方法的有效性主要取决于曲线与坐标轴所围成面积的大小，面积越大越好，上限为 1，面积为 1 是一种理想的情况。

图 2.18 是基于上述统计分析方法得出的甲状腺功能正常人和障碍患者血清 SERS 光谱判别结果的 ROC 曲线，曲线下面积（area under the curve，AUC）为 0.858，证明了此统计分析方法应用于甲状腺疾病筛查的可行性。

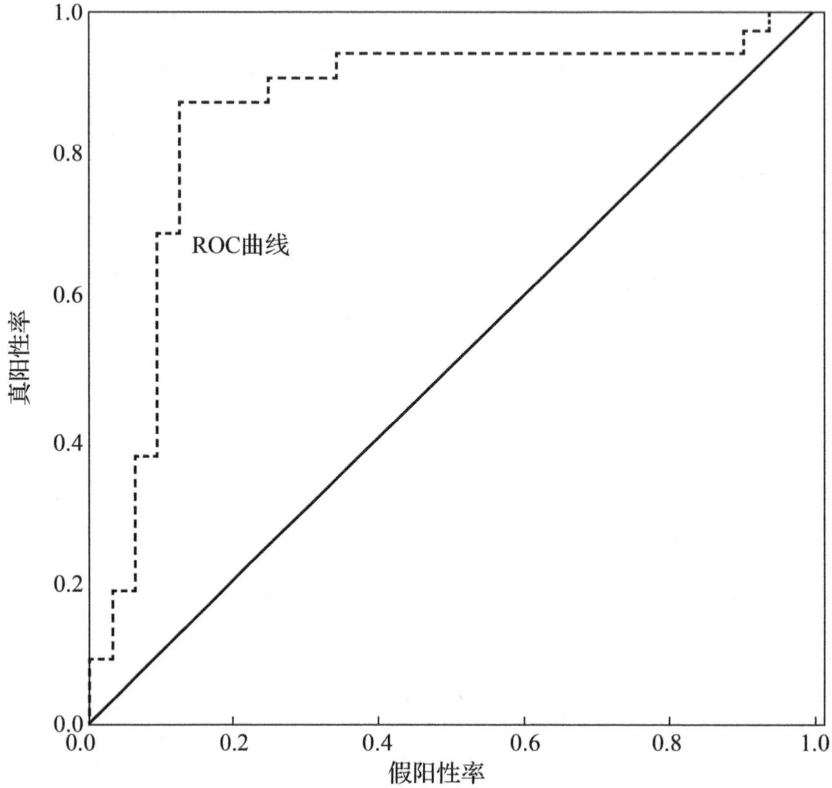

图 2.18　甲状腺功能正常人和障碍患者血清 SERS 光谱判别结果的 ROC 曲线

2.3　超参数优化的支持向量机算法及其在甲状腺功能障碍疾病筛查中的应用

有研究利用拉曼光谱结合模式识别方法成功完成了对高肾素型高血压患者的筛查，结果显示支持向量机（support vector machine，SVM）和线性判别分析（linear discriminant analysis，LDA）分类模型取得了最优结果[56]。此外，根据以往的研究结果，SVM 的分类性能优于 LDA[57-59]。因此，本节进一步探讨 SVM 的超参数优化。在众多启发式的随机优化方法中，选取了对 SVM 超参数优化结果较好的人工鱼群算法（artificial fish swarm algorithm，AFSA），并根据该算法的特点，进一步提出了使用人工鱼群耦合均匀设计（artificial fish coupled with uniform design，AFUD）算法优化 SVM 的超参数，并将其用在了对甲状腺功能障碍疾病的筛查中。

2.3.1　人工鱼群耦合均匀设计算法

SVM 超参数的选取对其分类准确率和模型的泛化性能影响很大[60]，近些年 SVM 超参数的选择和优化问题一直是其研究的一个热点方向。截至目前，仍没有一套完整的、系统的理论来对 SVM 的超参数优化问题做出指导[61]。目前常用的超参数优化方法包括基于经验的选择方法、网格搜索（grid search，GS）方法和基于群体的智能优化算法等[62,63]。经验选择方法就是依靠经验和对要处理数据特点的掌握程度来人为地选择超参数，这种方法随意性很大，很依赖人的主观意向。GS 方法是一种基于给定超参数的穷举搜索算法，这种方法在待优化的超参数较多及搜索步长变小的情况下，会造成计算量的严重增加，从而会极大地增加超参数优化时间。相对而言，基于群体的智能优化算法（如 AFUD 算法）利用种群个体间的并行寻优有效地提高了超参数的寻优效率和对初值不敏感等特性，成为较为理想的超参数优化方法。

1. 改进的人工鱼群算法

AFSA 算法是李晓磊博士于 2002 年受人工鱼群理论的启发，提出的一种基于群体智能的优化算法[64]。自然生态下，鱼群会自发聚集或相互追随，寻找最有利于生存且营养丰富的水域，因此鱼群最多的地方就是该水域中营养最为丰富的地方。AFSA 算法便是根据鱼群的上述特点，利用人工鱼来模拟鱼群的上述行为（觅食、追尾、聚群和随机游走等），通过算法运算求得问题的最优解[65,66]。

AFSA 算法具有较强的并行寻优性能、全局寻优性能及对初值不敏感等优点，因此得到广泛的应用。由于 AFSA 算法具有较强的寻优性能，其通常在前期就能以较快的速度收敛到一个近优解，后期只是在该近优解的微小邻域内继续迭代寻优，相比于分类精度的微小提升，更多的是造成寻优时间的大量增加[66]。

基于此，本节将具有较好迭代寻优性能的 AFSA 算法与较好局部寻优性能的均匀设计（uniform design，UD）方法[67]相结合，构造了 AFUD 算法，旨在提高寻优效率的同时尽量提高所要解决问题的目标函数精度。

AFUD 算法的改进思路如下：在 AFSA 算法迭代寻优过程中，通过设定目标函数值的一定阈值和前后两代目标值的差额限度作为算法跳转条件，当 AFSA 算法优化后所得的目标值超过给定的阈值且满足给定的差额限时，认为 AFSA 算法已寻得问题的近优解，接着跳出 AFSA 算法迭代寻优过程，并利用局部寻优方法进行寻优；否则，继续让 AFSA 算法进行迭代寻优。

2. AFUD 算法优化 SVM 超参数

将所构建的 AFUD 算法用于 SVM 超参数的优化选择，SVM 中待优化的超参数主要是惩罚参数 C 和核参数 g。常用的核函数主要有线性核函数、多项式核函数、径向基函数（radial basis function，RBF）核函数及 Sigmoid 核函数等。由于 RBF 核函数对高维和低维数据都较适应，且 RBF 核函数只有一个待优化的参数，因此选择 RBF 核函数作为 SVM 的核函数，其表达式为

$$K\left(x_i, x_j\right)=\exp\left(-\frac{\left\|x_i-x_j\right\|^2}{2r^2}\right) \tag{2.1}$$

设 $g = 1/(2r^2)$，则 SVM 待优化的超参数为惩罚参数 C 与核参数 g。用 AFUD 算法对 SVM 的二元超参数（C, g）进行优化，以分类准确率最大化作为 SVM 的优化目标，其流程如图 2.19 所示。

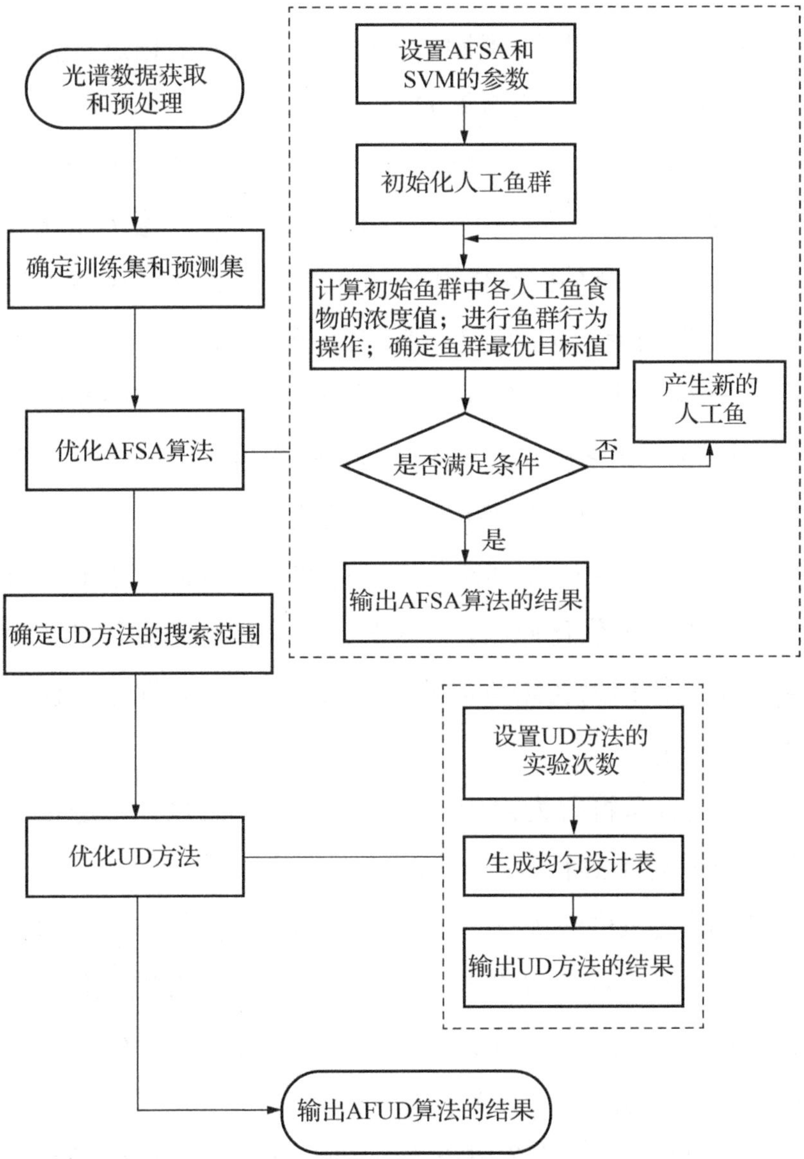

图 2.19　AFUD 算法优化 SVM 二元超参数（C, g）的流程

具体步骤如下。

Step 1：光谱数据获取和预处理。针对不同的数据需要采用不同的预处理方法，本节为拉曼光谱数据，故进行了扣除荧光背景及归一化等操作。

Step 2：确定训练集和预测集。对预处理后的数据进行整理分析，确定 SVM 的训练集 D_t 和预测集 D_p。

Step 3：设置参数。AFSA 算法中设置的参数包括：种群规模 N_{Gen}、最大进化次数 N_{Iter}、感知距离 D_{Vis}、移动的步长 S_{Leg}、最大试探次数 N_{Try} 及拥挤度因子 μ；SVM 中超参数 C 和 g 的取值范围、目标阈值限 θ 和前后两代准确率的差值限 ϑ；均匀设计中的试验次数 N_{UD} 以及搜索域。

Step 4：初始化人工鱼群。鱼群中的每条人工鱼代表 SVM 待优化超参数组合（C, g）。根据 Step 3 中 C 和 g 的取值范围随机对鱼群进行初始化，使 N_{Gen} 条人工鱼对超参数组合进行并行寻优。

Step 5：计算初始鱼群中各人工鱼食物的浓度值。本节以对预测集分类准确率最大化为优化原则，计算各人工鱼浓度值并比较大小，将鱼群中的最大浓度值作为初始鱼群的最优目标值，同时保存最优人工鱼的超参数组合（C, g）。

Step 6：进行鱼群行为操作。对鱼群中各人工鱼分别进行觅食、追尾、聚群及随机游走等行为进行操作。

Step 7：确定鱼群最优目标值。计算鱼群每执行一次行为操作后的最优目标值，如果当前鱼群中的最优值大于之前保存的最优值，则以该最优值代替原来的最优值，并记录相应的超参数组合（C, g）；否则最优值及相应的超参数组合（C, g）保持不变。

Step 8：判断是否满足跳转条件。判断在满足鱼群前后两代分类准确率不大于误差限的条件下，当前鱼群的最大迭代次数是否达到迭代上限或分类准确率是否不小于所给的阈值。如满足上述条件，则记录AFSA算法的最大分类准确率和近优的超参数组合（C, g）；否则，迭代增加一次并执行 Step 6。

Step 9：均匀设计法进行局部寻优。根据 Step 3 中设置的参数和 Step 8 中所得的近优解，在近优解的σ邻域内均匀生成 N_{UD} 组新的超参数组合（C, g），并计算各点的分类准确率，选取最大值作为 AFUD 算法寻优的最优目标值。其中，σ表示一个很小调整幅度。

Step 10：输出 AFUD 算法优化 SVM 超参数的最大分类准确率及最优解(C_{best}, g_{best})。

2.3.2　实验过程与结果分析

为了验证 AFUD 算法优化 SVM 超参数的有效性和可行性，本节选取了甲状腺功能障碍患者和正常人血清的拉曼光谱信号作为实验数据，分别对比和分析了 GS 方法、标准 AFSA 算法和 AFUD 算法优化 SVM 超参数的结果。

1. 光谱信号的采集和预处理

本实验选取 34 例甲状腺功能障碍患者和 40 例甲状腺功能正常人的新鲜血液样本。拉曼光谱信号数据通过共聚焦拉曼光谱仪测得。光谱仪的激发波长为 523 nm，检测范围为 400～1800 cm^{-1} 波数段的光谱，显微镜头为 50 倍物镜，积分时间为 5 s，激发光功率为 100 mW，采用软件包 LabSpec6 进行光谱采集，每个样本在不同的位置测试两次并取其平均谱线作为后续分析使用。

对采集的血清拉曼光谱信号，随机选取甲状腺功能障碍患者和正常人的光谱数据各一例，并绘制谱图，如图 2.20 所示。为了获得高信噪

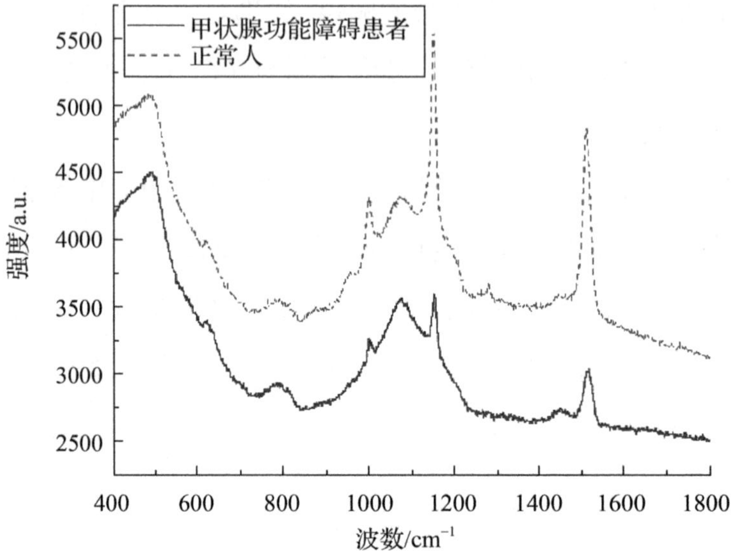

图 2.20　原始的血清拉曼光谱信号图

比的光谱信号，对原始光谱信号采用 Vancouver 基线校正算法进行预处理，预处理后的结果如图 2.21 所示。从图 2.21 中可以看出，预处理后的光谱信号基线更加平整，随机噪声也有所减少。

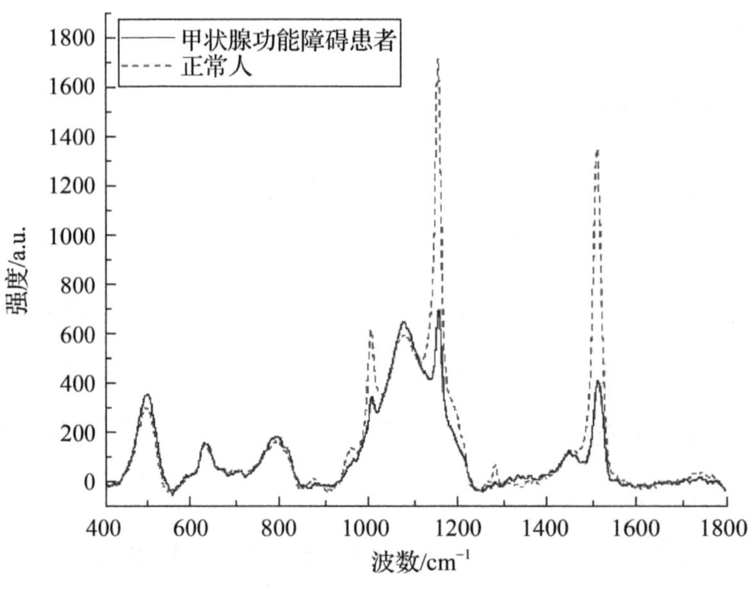

图 2.21　预处理后的血清拉曼光谱信号

2. 光谱信号的分析和特征提取

图 2.22 为甲状腺功能障碍患者和正常人的血清拉曼光谱信号在 400～1800 cm^{-1} 波数段范围内进行归一化处理的平均光谱对比。从图 2.22 中可以看出，496 cm^{-1}、630 cm^{-1}、787 cm^{-1}、1004 cm^{-1}、1075 cm^{-1}、1154 cm^{-1}、1450 cm^{-1} 和 1513 cm^{-1} 处的谱峰在两类样本中均能发现，而最强的谱峰强度出现在 1075 cm^{-1}、1154 cm^{-1} 和 1513 cm^{-1} 处。对于 496 cm^{-1}、630 cm^{-1}、787 cm^{-1}、1004 cm^{-1}、1075 cm^{-1} 和 1450 cm^{-1} 处的谱峰，甲状腺功能障碍患者的信号要强一些；而位于 1154 cm^{-1} 和 1513 cm^{-1} 处的谱峰则表现出了相反的趋势，正常人的光谱信号要强一些。为了更清晰地看出两者的差异，图 2.23 将图 2.22（c）中的差异谱放大 5 倍，可以很容易地看出两者的差异。

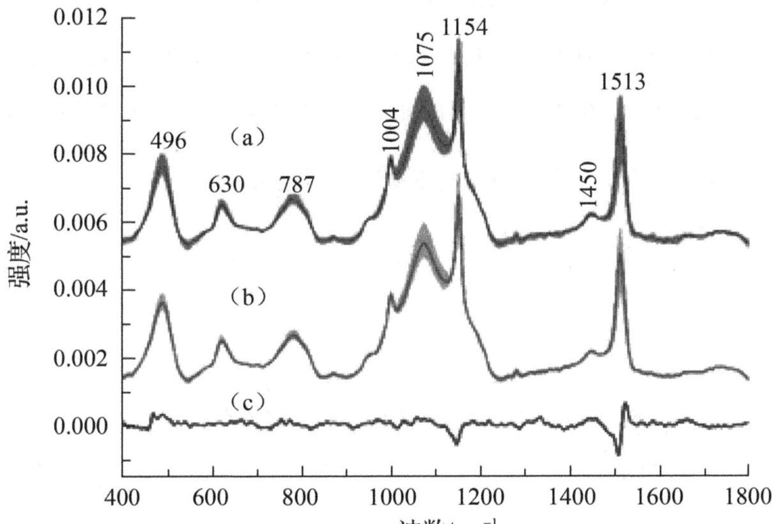

图 2.22　甲状腺功能障碍患者与正常人的归一化平均血清拉曼光谱对比
（a）甲状腺功能障碍患者的归一化平均血清拉曼光谱；（b）正常人的归一化平均血清拉曼光谱；（c）两者的差异谱，阴影代表甲状腺功能障碍患者和正常人血清拉曼光谱的标准偏差

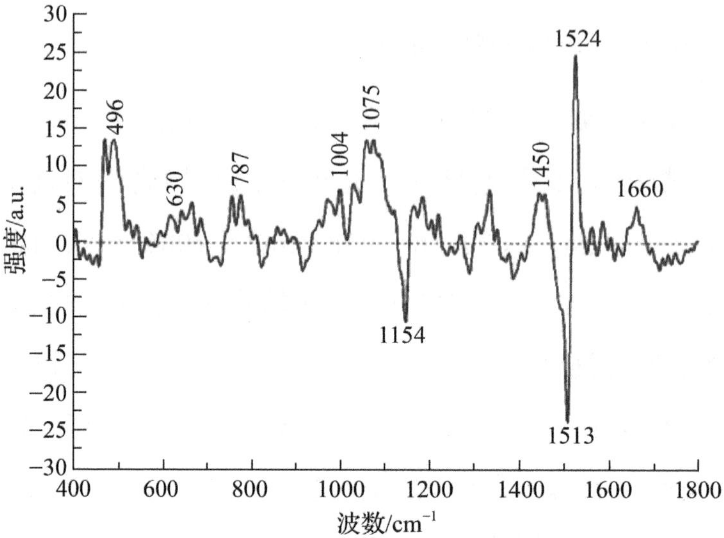

图 2.23　甲状腺功能障碍患者与正常人的归一化平均血清拉曼光谱的差异谱

接着对预处理后的光谱信号用 PCA 算法进行特征提取。图 2.24 为前 10 个主成分与累计方差贡献率。从图 2.24 中可以看出，前 4 个主成分的累计方差贡献率达到了 91%（PC1：58%；PC2：24%；PC3：6%；PC4：3%）。主成分的数量可以根据累计方差占总方差的 90%的标准来选择，所以选取前 4 个特征作为 SVM 的输入。

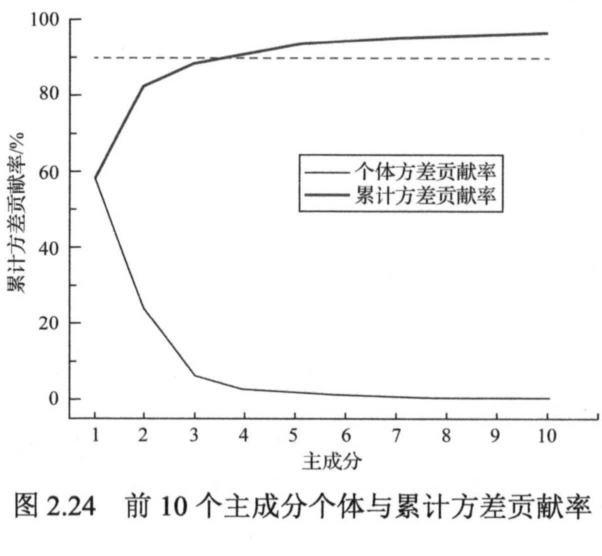

图 2.24　前 10 个主成分个体与累计方差贡献率

3. SVM 分类模型

对特征提取后的 74 个光谱信号数据进行建模分析，随机选取前 40 例作为训练数据，剩下的 34 例数据用来测试。SVM 的超参数优化分别采用了 AFUD 算法、AFSA 算法和 GS 算法。图 2.25 给出了在最优超参数条件下，对 SVM 选取不同核函数时的分类准确率。从图 2.25 中可以清楚地看出，RBF 核函数取得了最优结果，从而证明了选择 RBF 核函数作为 SVM 核函数的正确性。

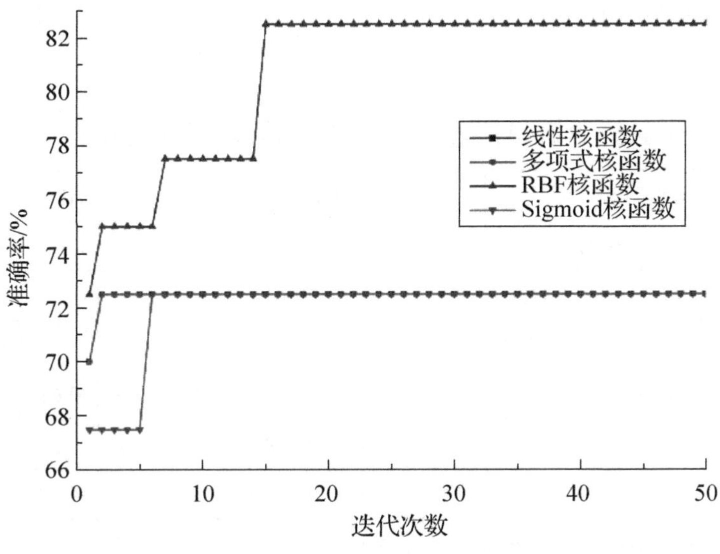

图 2.25　SVM 不同核函数的分类准确率（在最优超参数条件下）

实验用到的参数设置如下：SVM 中惩罚超参数 C 和核参数 g 的取值范围分别为(0, 10]和(0, 5]；AFSA 算法中，种群规模 $N_{\mathrm{Gen}}=5$，最大进化次数 $N_{\mathrm{Iter}}=50$，感知距离 $D_{\mathrm{Vis}}=0.5$，移动的步长 $S_{\mathrm{Leg}}=0.1$，最大试探次数 $N_{\mathrm{Try}}=5$，拥挤度因子 $\mu=0.5$；均匀设计法中，均匀实验次数为 100 次，惩罚超参数 C 和核参数 g 的邻域分别为 1 和 0.2。跳出 AFSA 算法的条件是前后两代分类准确率差额为 0.1；AFSA 算法对数据集 30 次分类准确率的均值，阈值选取 80。GS 方法中，惩罚超参数 C 和核参数 g 的取值范围分别为(0, 10]和(0, 5]，搜索步长分别为 0.1 和 0.01。

在相同的实验条件下，分别用 AFUD 算法、AFSA 算法和 GS 算法对 SVM 的惩罚超参数 C 和核参数 g 进行寻优，以 30 次的寻优时间和准确率的结果来比较这 3 种算法的优劣。表 2.5 为 3 种算法对 SVM 超参数寻优 30 次的结果。为了更容易地对这 3 种算法进行比较，表 2.6 给出了 3 种算法 30 次寻优的平均结果，图 2.26 绘制了 3 种算法 30 次的寻优时间对比。

表 2.5　3 种算法对 SVM 的超参数寻优 30 次的结果

编号	GS-SVM				AFSA-SVM				AFUD-SVM			
	C	g	α/%	t/s	C	g	α/%	t/s	C	g	α/%	t/s
1	1.50	0.42	82.35	14.46	3.48	4.76	79.41	1.69	8.36	1.85	79.41	0.23
2	1.10	4.73	82.35	14.18	4.21	1.91	85.29	1.77	4.17	1.03	82.35	0.22
3	2.80	4.95	88.24	14.52	7.48	4.27	85.29	1.74	8.49	0.61	82.35	0.23
4	2.90	4.96	91.18	14.84	8.21	1.47	85.29	1.70	9.32	3.93	85.29	0.22
5	3.40	0.94	88.24	14.62	7.54	0.35	76.47	1.65	5.04	4.10	82.35	0.22
6	3.40	4.82	85.29	14.61	6.40	4.24	76.47	1.90	9.50	1.14	85.29	0.28
7	1.80	4.95	76.47	14.61	10.0	0.26	76.47	1.36	8.33	4.62	85.29	1.83
8	0.80	4.87	79.41	14.17	8.68	0.51	85.29	1.74	7.79	1.75	79.41	0.23
9	0.40	2.83	82.35	13.90	4.47	5.00	79.41	1.72	2.32	4.02	76.47	0.21
10	0.50	4.94	82.35	14.73	8.62	3.74	88.24	1.85	6.44	2.99	76.47	1.62
11	3.10	1.95	79.41	13.61	9.21	1.92	85.29	1.66	7.05	1.92	88.24	0.23
12	4.20	0.80	76.47	14.01	9.76	1.33	85.29	1.73	4.18	2.42	82.35	0.23
13	0.60	3.36	82.35	14.80	3.09	0.85	79.41	1.72	6.26	2.54	85.29	0.24

续表

编号	GS-SVM				AFSA-SVM				AFUD-SVM			
	C	g	α/%	t/s	C	g	α/%	t/s	C	g	α/%	t/s
14	0.80	4.81	73.53	14.48	9.20	1.18	85.29	1.78	5.58	0.49	85.29	1.84
15	8.70	0.29	88.24	15.60	5.93	0.84	73.53	1.76	7.31	3.86	94.12	0.28
16	5.80	0.34	85.29	14.23	2.06	0.56	79.41	1.77	8.93	3.26	76.47	1.79
17	0.40	4.64	82.35	13.93	7.25	3.26	73.53	1.78	7.02	4.81	79.41	0.22
18	3.50	0.21	76.47	13.99	5.75	0.39	76.47	1.75	8.61	3.66	88.24	0.22
19	5.90	0.80	88.24	14.26	3.25	0.99	76.47	1.78	3.62	4.04	85.29	0.22
20	0.30	0.35	85.29	14.20	8.90	4.97	76.47	1.79	8.48	2.81	79.41	0.22
21	1.20	2.10	76.47	14.34	7.73	5.00	85.29	1.85	8.51	1.25	85.29	0.26
22	3.20	4.98	82.35	14.86	5.30	4.72	76.47	1.76	4.53	4.59	82.35	0.21
23	0.30	4.16	76.47	14.26	3.58	4.92	85.29	1.57	1.59	2.07	85.29	0.23
24	0.50	3.57	85.29	14.27	6.99	3.69	82.35	1.71	7.08	0.82	82.35	0.39
25	2.80	4.92	76.47	14.74	3.97	0.87	88.24	1.60	7.61	4.26	73.53	0.22
26	0.50	2.29	85.29	14.80	2.63	1.20	76.47	1.89	6.52	1.22	82.35	0.22
27	9.60	0.07	76.47	14.44	6.45	1.70	76.47	1.70	8.90	4.85	82.35	0.42
28	2.00	4.90	85.29	14.17	7.55	4.05	73.53	1.75	7.74	3.68	79.41	0.22
29	4.50	0.86	76.47	14.12	0.71	4.11	79.41	1.74	8.68	0.31	79.41	0.40
30	0.90	3.03	82.35	14.23	6.93	0.26	76.47	2.02	4.13	5.00	91.18	0.23

注：C 表示惩罚超参数，g 表示高斯核的核函数，α 表示分类准确率，t 表示分类时间。

表 2.6　3 种算法对 SVM 的超参数寻优 30 次的平均结果

算法	C	g	α/%	t/s
AFSA-SVM	6.18±2.52	2.44±1.80	80.29±4.70	1.74
AFUD-SVM	6.74±2.15	2.80±1.50	82.74±4.49	0.45
GS-SVM	2.58±2.42	2.89±1.94	81.20±4.68	14.40

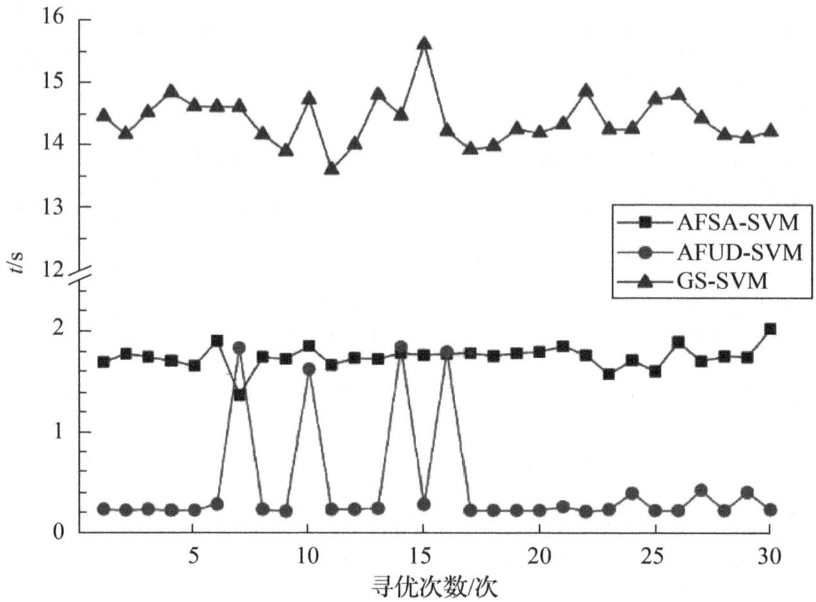

图 2.26　3 种算法 30 次的寻优时间对比

从表 2.6 和图 2.26 中可以看出，AFSA-SVM、AFUD-SVM 和 GS-SVM 模型的分类准确率分别为 80.29%、82.74%和 81.20%，平均寻优时间分别为 1.74 s、0.45 s 和 14.40 s。从上述结果可以看出，对于 SVM 的超参数优化问题，无论是分类准确率还是寻优时间，AFUD 算法均取得了最优结果。在分类准确率上，3 种算法取得了相当的结果，其中 AFUD 算法表现稍优一些，猜测可能由于光谱数据本身含有较多的噪声，从而导致 3 种算法的分类准确率都不是很高（80%左右），AFUD 算法没有完全体现其优势所在。AFUD 算法真正能体现其优势的地方在于寻优时间的缩短上。GS 算法的寻优时间最长，这是意料之中的，实验中尝试选择了不同的搜索步长，发现随着搜索步长的减小，GS 算法的寻优时间会急剧增加；而对于 AFUD 和 AFSA 算法，由于两者都是基于群体智能的优化算法，所以在寻优时间上并没有特别大的区别，但相比于 AFSA 算法，AFUD 算法在寻优时间上还是表现出了一定的优势。

为了进一步理解 3 种算法的寻优过程，图 2.27 给出了 3 种算法某一次的寻优曲线。从图 2.27（a）可以看出，AFUD 算法在初值选取不理想的情况下（分类精度不高），经过 7 次迭代后，仍能以较快的速度达到近优解；从图 2.27（b）可以看出，AFUD 算法在前期确实寻得了所求目标问题近优解（从上到下的准确率分别为 82.5%、80%、77.5%和 75%），在近优解的微小邻域内，用均匀设计方法通过较少的试验次数达到全局最优解。

图 2.27（彩图）

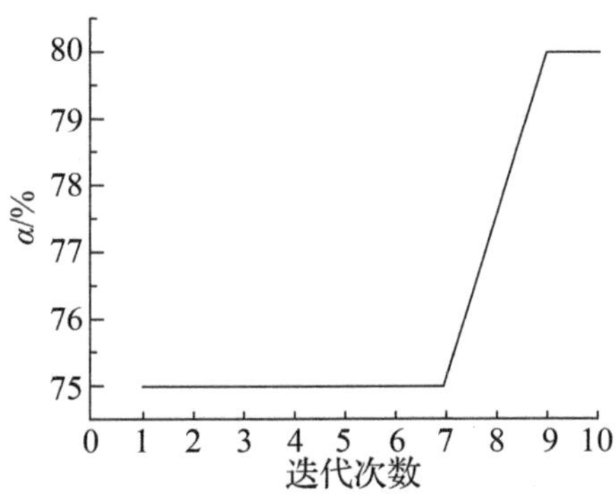

（a）AFUD算法前期寻优曲线

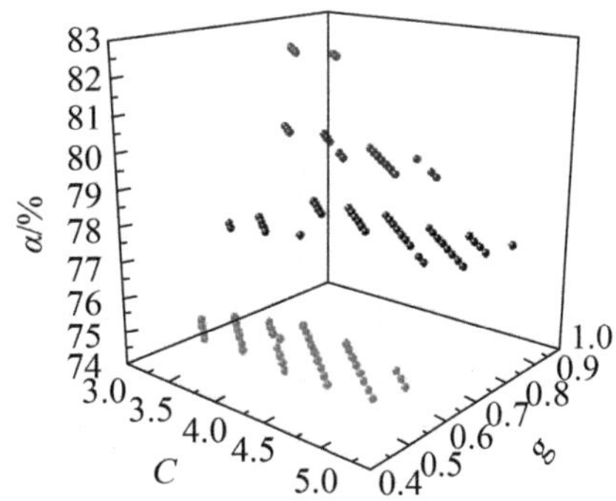

（b）AFUD算法后期寻优图（均匀设计局部搜索示意图）

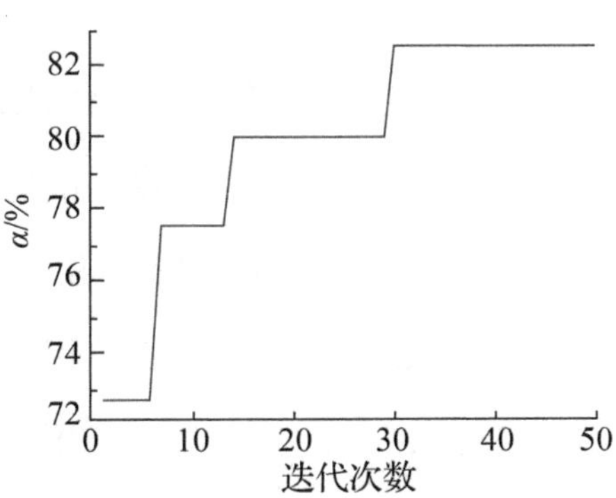

（c）AFSA算法寻优曲线

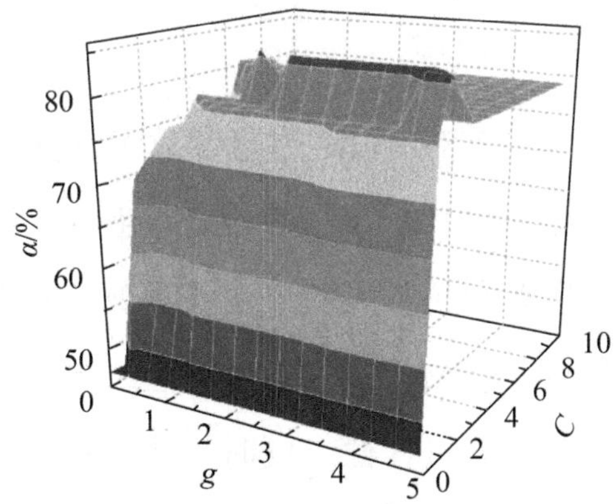

（d）GS算法寻优结果

图 2.27　3 种算法某一次的寻优曲线

图 2.28 给出了 AFUD-SVM、AFSA-SVM 和 GS-SVM 分类模型的 ROC 曲线。从图 2.28 中可以看出，AFUD-SVM、AFSA-SVM 和 GS-SVM 分类模型的 AUC 值分别为 0.841、0.806 和 0.824，它们的 AUC 值均在 0.8 以上，表明了这 3 种寻优算法在 SVM 超参数优化问题中的可行性。

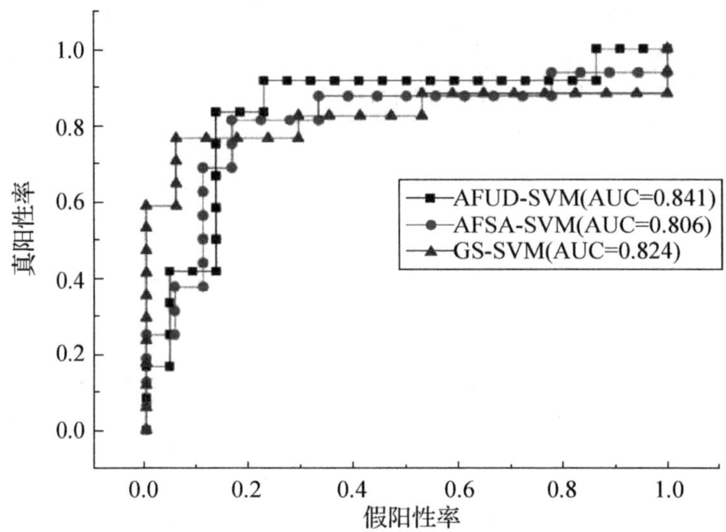

图 2.28　3 种算法分类模型的 ROC 曲线

2.3.3　结论

本节对 SVM 的超参数优化问题进行了研究，并首次提出了 AFUD 算法，将其用在了 SVM 的超参数优化问题中。通过采集甲状腺功能障碍患者和正常人的血清拉曼光谱数据，建立了 AFUD-SVM、AFSA-SVM 和 GS-SVM 分类模型。实验结果验证了 AFUD 算法在 SVM 超参数优化问题中的可行性，同时也表明拉曼光谱技术结合 SVM 分类算法在甲状腺功能障碍疾病筛查中的可行性。得注意的是，由于本研究所用的样本量较少，寻优时间从几十秒缩短到几秒就显得没有太多的意义，但随着样本量的增加，如增加到几千例或者几万例，寻优时间的缩短就有了很大的意义，这有待于后续进一步研究验证。

本 章 小 结

本章使用机器学习算法对拉曼光谱信号数据进行识别，从而进行疾病诊断分类，并结合多种预处理方法和特征提取方法，提高分类的效率和准确度。针对小样本问题，机器学习算法有极大的优势，在后续的实验中，将使用更多的数据，进一步探索诊断效果好的模型，以增强算法的准确性和诊断的可靠性。

第 3 章　迁移学习在拉曼光谱数据医学诊断中的应用

3.1　迁移学习在胰腺肿瘤诊断中的应用研究

3.1.1　数据集说明

作为源域的实验数据采用了美国内布拉斯加大学生物化学与分子生物学系已发表论文中的部分公开数据[68]，该论文研究的主体可以概述为以下 3 个部分。

1）采集 31 个原发性胰腺癌细胞系、33 个转移性胰腺癌贴壁细胞系、35 个正常导管上皮细胞系的外泌体拉曼光谱数据及金纳米粒子的拉曼光谱数据（作为表面增强光谱的对照组）。

2）采用 R 软件中的 mixOmics 包进行 PCA 降维分析，并利用确定有穷自动机（deterministic finite automaton，DFA）对降维后的细胞系外泌体拉曼光谱数据进行判别函数分析。细胞系外泌体分类的敏感性为 90.6%，特异性为 97.1%。

3）利用细胞系外泌体拉曼数据建立好的 PCA-DFA 模型对胰腺癌早期患者（EPC）及健康人（HC）的外泌体光谱数据进行分类，对每一个研究样本多次测量的具体分类效果如表 3.1 所示。

表 3.1　PCA-DFA 对健康人和胰腺癌早期患者的判别准确率

实验组	预测为健康人	预测为胰腺癌早期患者	实验组	预测为健康人	预测为胰腺癌早期患者
HC1（15）	87%（13）	13%（2）	EPC1（12）	33%（4）	67%（8）
HC2（15）	80%（12）	20%（3）	EPC2（13）	62%（8）	38%（5）
HC3（15）	87%（13）	13%（2）	EPC3（15）	53%（8）	47%（7）
HC4（15）	20%（3）	80%（12）	EPC4（15）	47%（7）	53%（8）
HC5（20）	75%（15）	25%（5）	EPC5（20）	70%（14）	30%（6）
HC6（10）	20%（2）	80%（8）	EPC6（20）	35%（5）	65%（15）
HC7（20）	55%（11）	45%（9）	EPC7（20）	55%（11）	45%（9）
HC8（20）	35%（7）	65%（13）	EPC8（20）	10%（2）	90%（18）
HC9（20）	55%（11）	45%（9）	EPC9（20）	10%（2）	90%（18）
HC10（20）	55%（11）	45%（9）	EPC10（20）	55%（11）	45%（9）

该研究将 EPC8 及 EPC9 的单样本最高准确率 90%作为实验结论，进一步验证了细胞系外泌体对早期胰腺癌患者筛查的有效性。

上述研究中，单个样本 90%的准确率不具有代表性，经过计算可得总体样本的灵敏度为 58.86%（103/175），特异性为 57.65%（98/170）。在本章研究中，采用健康人的 170 例外泌体光谱数据及胰腺癌早期患者的 175 例外泌体光谱数据建立具有泛化性的胰腺癌早期诊断模型，选取了 19 例胰腺恶性肿瘤患者和 10 例胰腺良性肿瘤患者的新鲜血液标本作为目标域数据样本，每位患者均未使用抗凝血剂。所有血液样本均在 4℃下在高速离心机中以 4000 r/min 的速度离心 20 min，取上清液分装于离心管内并储存在−80℃冰箱中等待测量。新鲜血液由新疆医科大学第一附属医院提供。

本研究使用英国雷尼绍公司 invia 型共聚焦显微激光拉曼光谱仪，如图 3.1 所示。实验采用的激发波长为 532 nm，发射功率为 5 mW，激光束通过徕卡 50 倍物镜聚焦在样品表面，记录 400～1800 cm^{-1} 波数段范围内的血清拉曼光谱[69]，共计 815 个光谱采集位点。

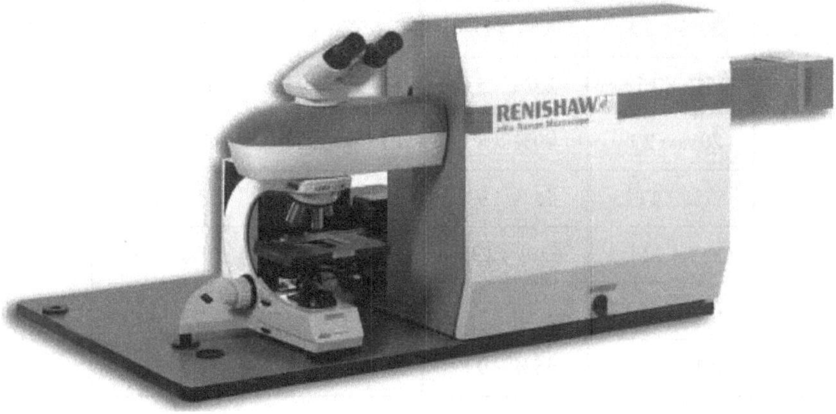

图 3.1　共聚焦显微激光拉曼光谱仪

首先使用硅半导体在（520±0.5）cm^{-1} 波数处的拉曼峰对光谱仪系统进行校准；然后采用规格为 0.3 mm×100 mm（内径长度）的无菌毛细玻璃管从离心管内吸取血清，将其放置在显微镜下，通过移动 *X-Y* 基板在毛细管的不同位置进行血清拉曼光谱的测量，每个实验样本测试 3 次；最后采用 WIRW 4.0（Renishaw）软件包进行光谱数据的采集与分析，利用 WIRE 中的基线扣除去除背景干扰，基线主要由样品载体的荧光背景和周围环境的黑体辐射等因素引起，通常表现为一条缓慢变化的曲线[70]。同一样本基线扣除前后的光谱差异如图 3.2 所示。

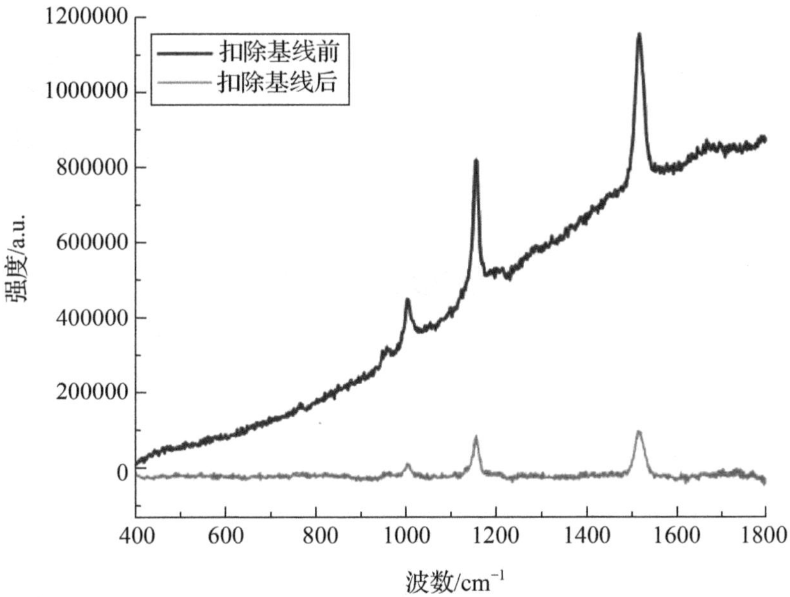

图 3.2　同一样本基线扣除前后的光谱差异

3.1.2　数据扩增

针对临床光谱数据量较少，而深度学习的优越性体现在一定的数据基础上的特点，本研究拟采用数据扩增方式对实验数据进行分析。光谱数据扩增方法有谱段平移、插值、添加高斯噪声等方法，而本章研究采用一种新的方式，即采用合成少数类过采样技术（synthetic minority oversampling technique，SMOTE）对外泌体光谱数据进行扩增。SMOTE 是一种常用于解决数据不平衡的过采样技术，其根本原理是利用算法合成一些新的少数类样本，主要是通过计算一类样本中的每一个样本点与其他所有样本点的欧氏距离，得到该样本的 k 近邻，在原样本及其随机选取的 k 近邻样本点中间构成新的样本[71]。图 3.3 为健康人和早期胰腺癌患者的外泌体光谱数据的扩增光谱。

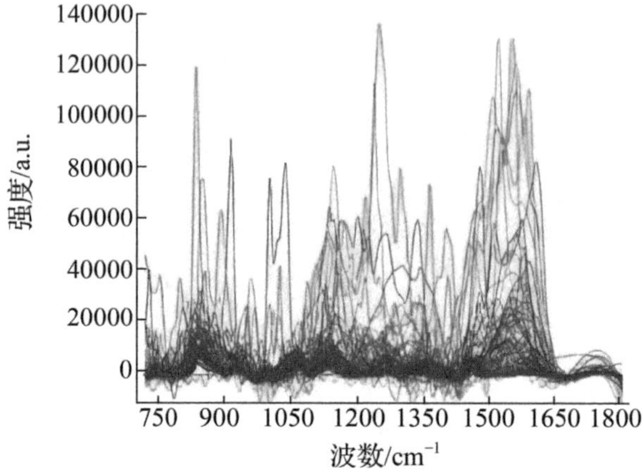

（a）健康人外泌体拉曼光谱的原始光谱

图 3.3（a）（彩图）

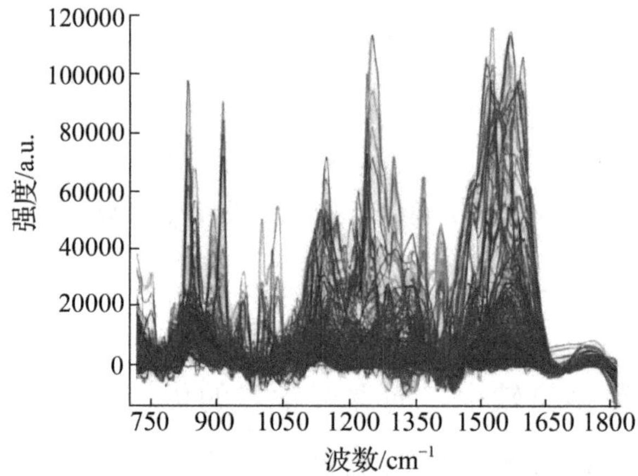

（b）健康人外泌体拉曼光谱的扩增光谱

图 3.3（b）（彩图）

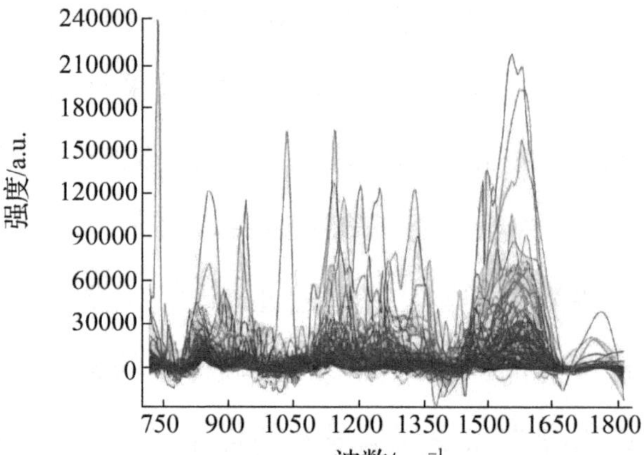

（c）早期胰腺癌患者外泌体拉曼光谱的原始光谱

图 3.3（c）（彩图）

图 3.3　健康人和早期胰腺癌患者的外泌体光谱数据的扩增光谱

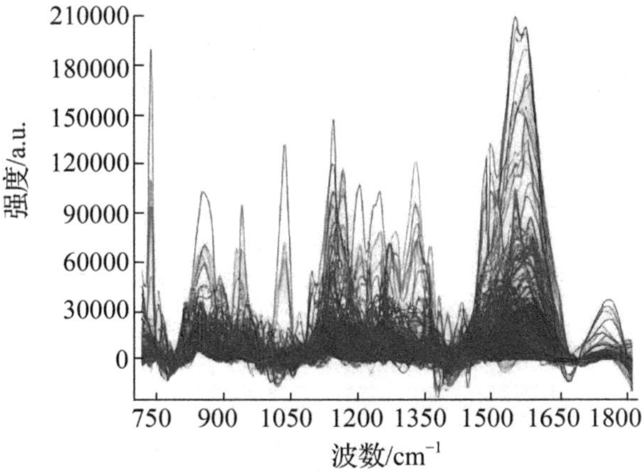

（d）早期胰腺癌患者外泌体拉曼光谱的扩增光谱

图 3.3（d）（彩图）

图 3.3（续）

本实验将原有的共计 245 个数据扩增至 2000 个数据，每类样本各 1000 例。图 3.3 中绘制的扩增数据只含有扩增出的光谱，并未包含原始光谱，扩增数据和原始数据分布一致，并且强度在原始光谱强度范围之内。从图 3.3 中可以看出，SMOTE 相较于其他扩增方式而言，尽可能多地涵盖了真实光谱含有的信息。

3.1.3　深度学习网络结构

1. AlexNet

AlexNet[72]是卷积神经网络的一项里程碑式的突破，它在传统的卷积神经网络基础上进行了创新，首先采用 ReLU 函数作为激活函数，使模型的收敛速度取得了极大的提升；其次是在全连接层引入了 Dropout 功能，即按照一定比例随机丢弃神经网络单元的权重，这不但降低了网络的复杂程度，使得运行速度加快，而且有效地防止了网络过拟合，并使网络泛化能力增强。AlexNet 还能支持多图形处理器（graphics processing unit，GPU）运行，大大提升了网络的运行速度，并且为后续发展的深层神经网络提供了基础保障。本实验针对拉曼光谱数据采用的 AlexNet 网络结构如图 3.4 所示。

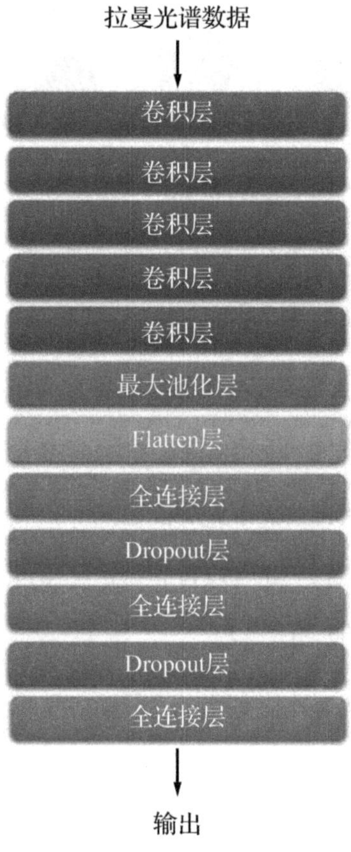
拉曼光谱数据
卷积层
卷积层
卷积层
卷积层
卷积层
最大池化层
Flatten层
全连接层
Dropout层
全连接层
Dropout层
全连接层
输出

图 3.4　AlexNet 网络结构

本实验采用的 AlexNet 网络首先由 5 个一维卷积层构成。其中，第 1 个卷积层由 24 个滤波器构成，卷积核为 11×1；第 2 个卷积层由 64 个滤波器构成，卷积核为 5×5；第 3 个卷积层由 92 个滤波器构成，卷积核为 3×3；第 4 个卷积层由 92 个滤波器构成，卷积核为 3×3；第 5 个卷积层由 64 个滤波器构成，卷积核为 3×3。通过最大池化层对特征值进行压缩，提取主要特征信息后，再通过 Flatten 层将数据压平，即多维数据一维化。之后将其输入神经元为 128 的全连接层中，并利用 Dropout 层丢弃部分神经元，防止模型过拟合，参数为 0.5。经过相同的全连接层和 Dropout 层操作后，将数据输入神经元为 2 的全连接层并进行输出。除了最后一层全连接层激活函数为 softmax 外，其余网络层激活函数均为 ReLU。

2. GoogLeNet

GoogLeNet[73]是在 AlexNet 的基础上，通过叠加网络深度来提高训练准确率的一种网络结构。GoogLeNet 最大的特点就是网络层次的加深，即通过将多个卷积层打包成一个 Inception 层，然后叠加 Inception 层来加深网络深度。图 3.5 为本研究中采用的 GoogLeNet 网络结构。

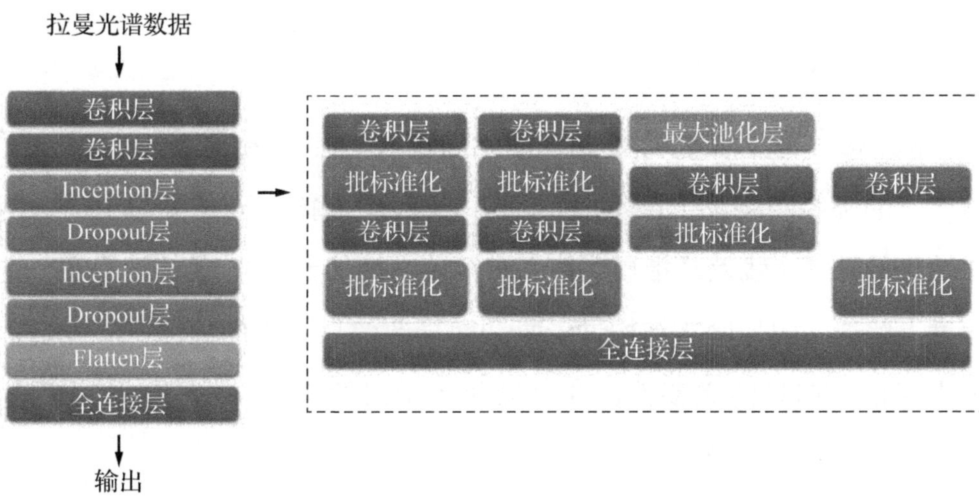

图 3.5　本研究中采用的 GoogLeNet 网络结构

从图 3.5 中可以看出，和 AlexNet 网络结构相比，GoogLeNet 添加了 Inception 层。本实验中的 Inception 层由 4 个通道组成。其中，第 1

个通道为卷积层（卷积核为 1×1，滤波器为 8）、批标准化、卷积层（卷积核为 1×1，滤波器为 8）、批标准化；第 2 个通道为卷积层（卷积核为 1×1，滤波器为 8）、批标准化、卷积层（卷积核为 3×1，滤波器为 8）、批标准化；第 3 个通道为最大池化层、卷积层（卷积核为 1×1，滤波器为 8）、批标准化；第 4 个通道为卷积层（卷积核为 1×1，滤波器为 8）、批标准化。最后由一个全连接层连接。

本实验中 GoogLeNet 网络的第 1 个卷积层由 32 个滤波器构成，卷积核为 7×1；第 2 个卷积层由 64 个滤波器构成，卷积核为 3×1；第 3 层为 Inception 层，利用 Dropout 层（第 4 层）丢弃部分神经元，防止模型过拟合，参数为 0.5；第 5 层为具有 16 个滤波器的 Inception 层；第 6 层为 Dropout 层，参数为 0.5；第 7 层为 Flatten 层，用于展平多维数据。最终通过 2 个神经元的全连接层输出。

3. ResNet

ResNet[74]最大的特点是允许原始的输入信息直接传到下一层，这样这一层的神经网络就可以不用学习整个学习的输出，而是学习上一个网络输出的残差（残差是指预测值和观测值之间的差值）。残差网络在一定程度上解决了因为网络结构过于复杂而导致信息丢失的问题，从一定程度上保证了信息的完整性，并且简化了学习的难度。本研究中采用的 ResNet 网络结构如图 3.6 所示。

从图 3.6 中可以看出，和前两种网络结构相比，ResNet 网络添加了 ConvBlock 层和 ConvShortcut 层。本实验中的 ConvBlock 层由两个通道组成：第 1 个通道为卷积层（卷积核为 3×1，滤波器为 48）、批标准化、卷积层（卷积核为 3×1，滤波器为 48）、批标准化；第 2 个通道为直接输入。最后由一个 Add 层连接。ConvShortcut 层由两个通道组成：第 1 个通道同 ConvBlock 层的第 1 个通道；第 2 个通道为卷积层（卷积核为 3×1，滤波器为 48）、批标准化。最后由一个 Add 层连接。

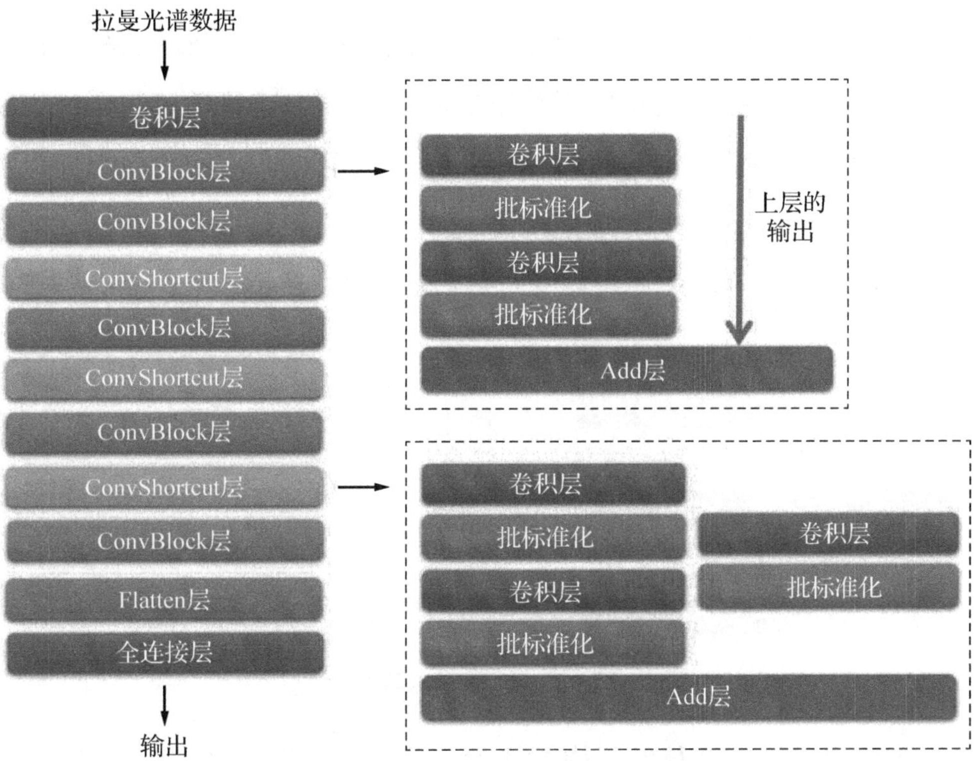

图 3.6　本研究中采用的 ResNet 网络结构

本实验中 ResNet 网络的第 1 个卷积层由 24 个滤波器构成，卷积核为 7×1；第 2 个层为 24 个滤波器，卷积核为 3×1 的 ConvBlock 层；第 3 层同上；第 4 层为 48 个滤波器，卷积核为 3×1 的 ConvShortcut 层；第 5 层为 48 个滤波器，卷积核为 3×1 的 ConvBlock 层；第 6 层为 64 个滤波器，卷积核为 3×1 的 ConvShortcut 层；第 7 层为 64 个滤波器，卷积核为 3×1 的 ConvBlock 层；第 8 层为 128 个滤波器，卷积核为 3×1 的

ConvShortcut 层；第 9 层为 128 个滤波器，卷积核为 3×1 的 ConvBlock 层。经过 Flatten 层后，最终通过 2 个神经元的全连接层输出。

3.1.4　迁移学习

简单来说，迁移学习[75]就是通过找到新问题与原问题的相关性，将已经学习到的知识迁移应用到新的问题中[76]。迁移学习和传统机器学习最大的区别就是：传统机器学习无法满足普适性模型与个性化需求之间的矛盾，而迁移学习则可以通过模型的自适应调整将普适性的模型用以解决不同的需求。迁移学习模型如图 3.7 所示。

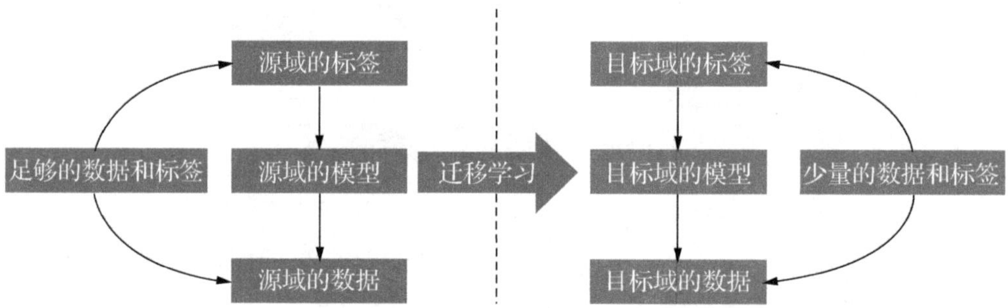

图 3.7　迁移学习模型

本研究采用的迁移学习模型较为简单，分别将 20 例共计 345 个外泌体的拉曼光谱数据和标签作为源域，将 28 例共计 84 个血清的拉曼光谱数据作为目标域，采用同构空间下基于特征的监督迁移学习。同构是指二者同为光谱数据，而基于特征是指本部分的研究参考了第 2 章使用机器算法进行信号识别的研究内容。将源域数据和目标域数据分别进行 50 维的偏最小二乘法（partial least squares method，PLS）特征提取，采用训练源域数据，保存其训练的参数，将结构和参数直接迁移至目标域的数据中，得到迁移结果。

3.1.5　实验结果及分析

1. 实验结果说明

本实验在 Keras 框架下进行，运行步长为 200[77]。通过对外泌体的原始数据和扩增数据进行 PLS 分析，将前 50 维特征作为输入数据，随后分别构建 AlexNet、GoogLeNet 和 ResNet 三种网络模型进行训练[78-80]。实验利用这三种网络结构对外泌体数据集进行早期癌症分类的深度学习研究，再将训练参数直接迁移至血清光谱数据中。利用原始数据进行迁移的实验结果如表 3.2 所示，利用扩增数据进行迁移的实验结果如表 3.3 所示。

表 3.2　利用原始数据进行迁移的实验结果

原始数据	AlexNet		GoogLeNet		ResNet	
	训练	测试	训练	测试	训练	测试
灵敏度/%	94.71	83.33	64.11	80.00	83.53	43.33
特异性/%	92.57	85.19	100	90.74	87.43	77.78
准确率/%	93.62	84.52	82.32	86.90	85.51	65.48
运行时间/s	15.31	0.18	43.81	0.77	64.07	1.29

表 3.3　利用扩增数据进行迁移的实验结果

扩增数据	AlexNet		GoogLeNet		ResNet	
	训练	测试	训练	测试	训练	测试
敏感性/%	96.00	93.33	98.50	96.67	100	53.33
特异性/%	97.80	88.88	99.20	90.74	100	72.22
准确率/%	96.90	90.48	98.85	92.86	100	65.48
运行时间/s	19.97	0.27	194.62	1.1	78.25	0.99

上述结果对应的 ROC 曲线如图 3.8 所示。

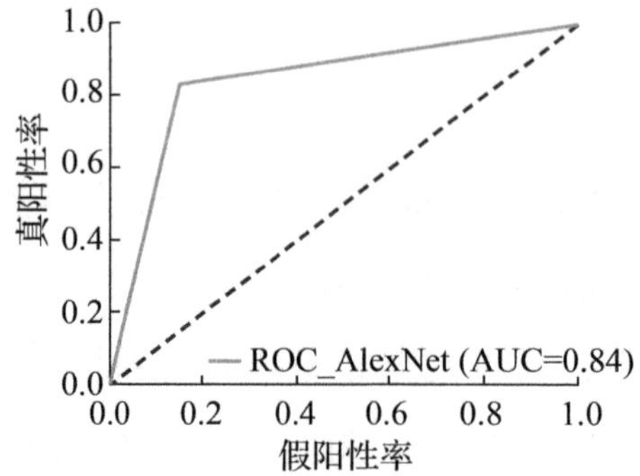

（a）原始数据在AlexNet网络迁移学习的ROC曲线

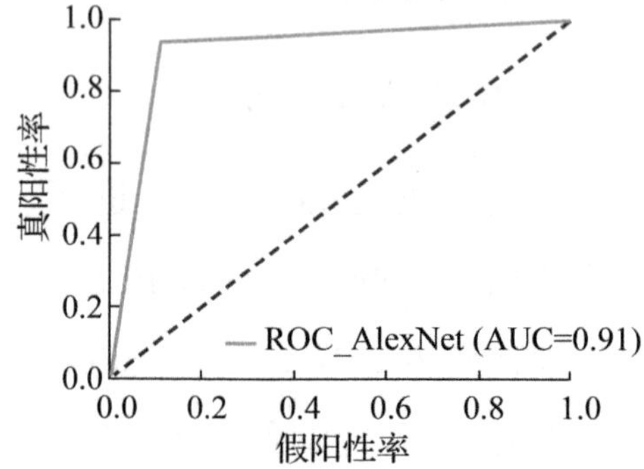

（b）扩增数据在AlexNet网络迁移学习的ROC曲线

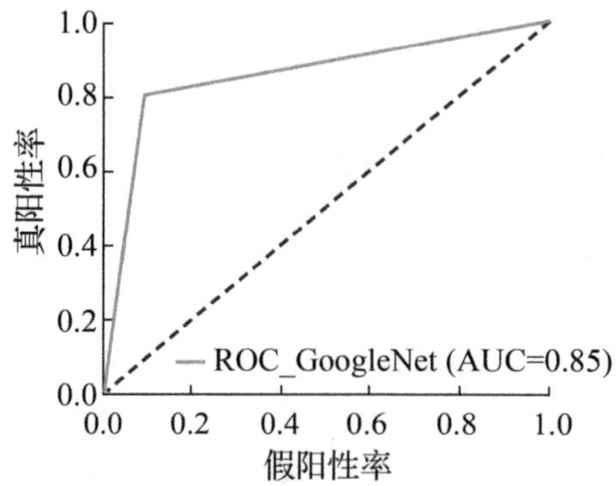

（c）原始数据在GoogLeNet网络迁移学习的ROC曲线

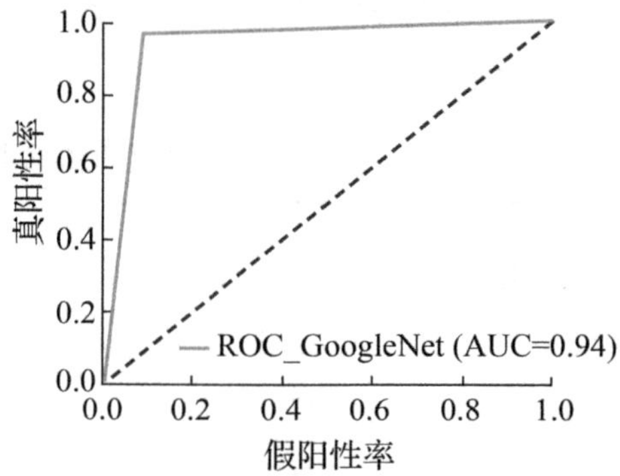

（d）扩增数据在GoogLeNet网络迁移学习的ROC曲线

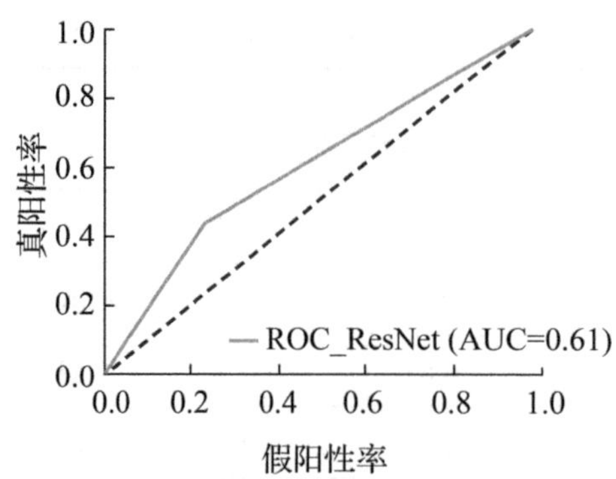

（e）原始数据在ResNet网络迁移学习的ROC曲线

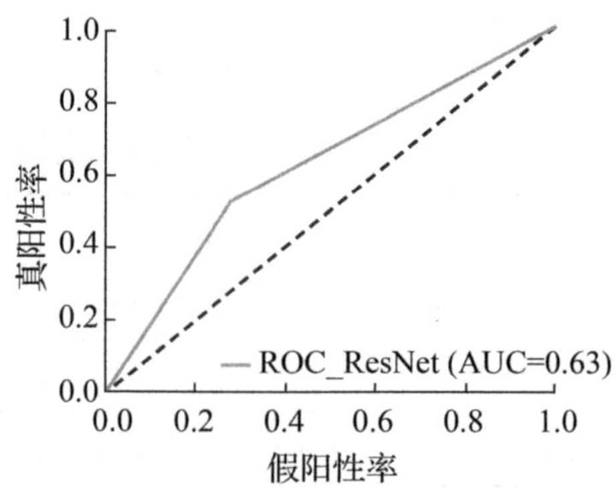

（f）扩增数据在ResNet网络迁移学习的ROC曲线

图 3.8　ROC 曲线

2. 实验结果分析

上述实验的运行步长均为 200，从实验结果可以看到，扩增数据训练出的迁移模型性能明显优于原始数据。另外，在扩增数据训练的模型中，GoogLeNet 在目标域中表现的结果最佳，其敏感性为 96.67%，特异性为 90.74%，准确率为 92.86%；AlexNet 的敏感性为 93.33%，特异性为 88.88%，准确率为 90.48%。但是，AlexNet 训练集和测试集的运行时间共计 20.24 s，远远快于 GoogLeNet 的 195.72 s，虽然更深层次的网络明显提高了准确率，但是运行时间也在成倍增加。

其中，GoogLeNet 效果好的原因可能是其通过不同尺寸的卷积核获得了数据的多尺度信息，则下一阶段可以从不同尺度中提取不同的特征。拉曼光谱的特点是特征峰数量较多，且有效信息无法明确，而 GoogLeNet 利用多尺度尽可能地保留了大量的信息，从而使实验效果更好。但是，由于其网络结构较深，因此导致网络的运行时间较长。

本实验中的 AlexNet 去掉了大部分池化层，因为池化层具有特征提取作用，池化层大量存在可能导致光谱数据中大部分信息丢失。实验结果证明较少的池化层确实提高了分类准确率，这可能是由于保留了尽可能多的信息。

ResNet 网络结构的目的是降低数据中信息的冗余度，但在本实验中其性能不好的原因可能是光谱数据中噪声干扰较强，如果保留的信息中含有的噪声信息过多，则会从根本上导致 ResNet 分类效果不佳，因为信息量较大的特征峰信息很有可能在信息传递过程中被去除。

扩增数据效果显著的原因可能是由于源域扩增的数据更全面地代表了目标数据的信息。根据对网络结构的分析，可以推测光谱的深度学习模型性能好的原因可能是网络运行过程中尽可能多地保留了光谱的原始特征。同时，数据扩增则更全面地涵盖了光谱的相关特征，所以扩增后的网络模型试验效果更佳。

可以将外泌体数据训练的网络模型成功迁移到血清数据中，在一定程度上说明了两种数据的相关性，故对二者的拉曼谱峰进行分析。

图 3.9 为外泌体和血清的拉曼光谱，其中上面两条曲线为外泌体的拉曼光谱，下面两条曲线为血清的拉曼光谱。从图 3.9 中可以明显看到，在 1004 cm^{-1} 和 1230～1282 cm^{-1} 处谱峰完全重合，其中 1004 cm^{-1} 处代表的物质为苯丙氨酸。苯丙氨酸为人体内不可或缺的氨基酸之一，和人体的代谢息息相关[81]。从图 3.9 中可以看出，胰腺癌患者的苯丙氨酸含量相较于健康人显著增加，胰腺恶性肿瘤患者的苯丙氨酸含量相较于良性肿瘤患者也显著增加。1230～1282 cm^{-1} 处代表酰胺Ⅲ带，目前有研究表明癌症患者酰胺Ⅲ比例有明显变化[82]。总之，光谱信息中含有的分子成分具有相关性，是迁移模型在外泌体数据集为源数据、血清数据为目标数据集情况下表现效果好的原因之一。

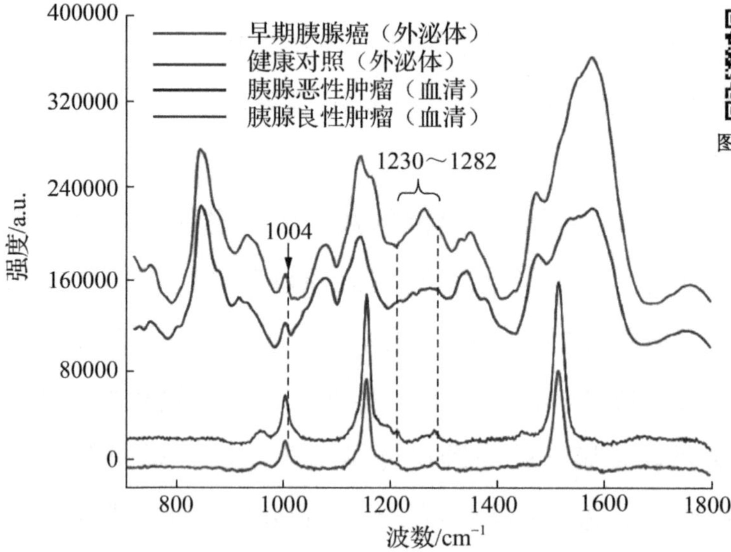

图 3.9（彩图）

图 3.9　外泌体和血清的拉曼光谱

3.2　基于光谱学迁移学习决策融合诊断模型开发

3.2.1　研究意义

近年来，针对光谱学数据构建深度学习的疾病辅助诊断算法的研究层出不穷。例如，Shin 等[83]通过采集不同分期的肺癌细胞和正常细胞外泌体的 SERS，结合卷积神经网络来探索外泌体的特征并构建诊断系统，识别准确率为 95%；Cheng 等[84]通过血清拉曼光谱技术并结合机器学习算法识别不同基因簇的丙肝患者与健康对照组，总准确率为 90%；Lang 等[85]对肺癌转移的 MRI 数据构建卷积长短期记忆网络，模型分类准确率高达 81%。类似的结合深度学习或机器学习的疾病诊断技术的研究很多，这意味着每一次换数据都要重新训练模型，这会浪费大量的算力及研究时间，且难以二次挖掘数据的使用价值。

基于此，很多研究者开始尝试从已经学习的相关任务中迁移知识来改进新任务中学习的方法，不需要模型从头开始学习。例如，Vidal 等[86]利用无关病理学的脑磁共振成像的预先训练的分割模型，通过多阶段的迁移学习构建了能够从便携式 X 射线设备分割肺区域的系统。Aswiga 等[87,88]在构建乳腺癌诊断模型的过程中，由于无法获得大量的数字乳腺体层合成（digital breast tomosynthesis，DBT）图像数据，因此提出了一个基于基本多级迁移学习（multilevel transfer learning，MLTL）的框架，以利用从一般非医学图像数据集和乳腺 X 射线照相术数据集中学到的知识，对目标 DBT 数据集进行训练和分类。

通过迁移学习方法，可以有效地利用已学习模型的相关知识来提高建模效率和建模效果。基于这一点，为了避免每次分析光谱数据都要重新建模，并进一步提高建模效率，本章将同构迁移学习的思路引入光谱相关分析，并结合数据融合技术构建决策层融合模型，进一步提高模型的包容性和效果。

3.2.2 迁移学习模型构建

1. 源域介绍

本研究构建预训练模型所用的数据为乙肝、甲状腺功能异常和胶质瘤患者的血清拉曼光谱。

本研究中选择了 492 例乙肝患者和 507 例对照组（健康人）的新鲜血液样本，不含任何抗凝剂，于空腹 12 h 后提取。从每例样本中收集 3 mL 新鲜血液，将血液样本在 4℃下以 4000 r/min 的速度进行高速离心操作，提取最上层的透明液体以获得血清。将血清分配到离心管中，并保存在−80℃的冰箱中。所有血清样本均来自新疆医科大学第一附属医院。

通过毛细管分别从每个乙肝患者血清样本中采集 15 μL 样本，血清拉曼光谱在室温下由 50 倍物镜的共聚焦拉曼光谱仪记录。光谱范围为 300～3000 cm^{-1}，激光激发波长为 532 nm，激光功率为 100 mW。光谱数据在 5 s 内获得，采用数值孔径为 0.5。每个样品测试 3 次，并对每个样品的平均光谱进行进一步分析。

2. 深度学习网络

分别基于源域构建 ResNet、GoogLeNet 和 CNN-LSTM 3 种深度学习网络，其中模型部分参数保持一致，batch_size=32，epochs=300，

优化器函数为 Adam，使用适用于二分类的交叉熵损失函数，设置 checkpoint，以验证集准确率为监视值，保存模型结构及最优参数。深度学习模型结构如图 3.10 所示[89]。

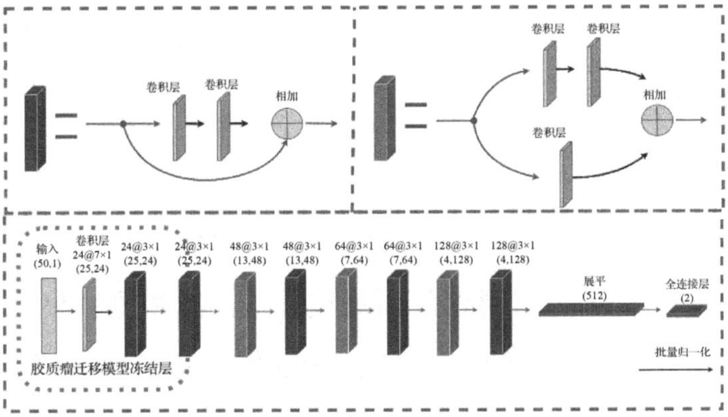

（a）ResNet

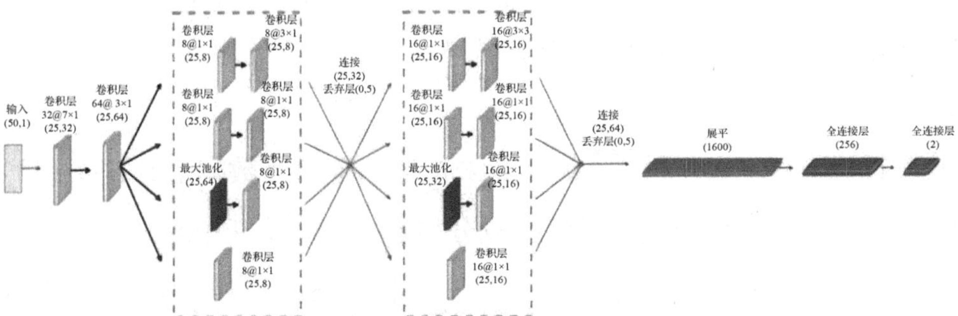

（b）GoogLeNet

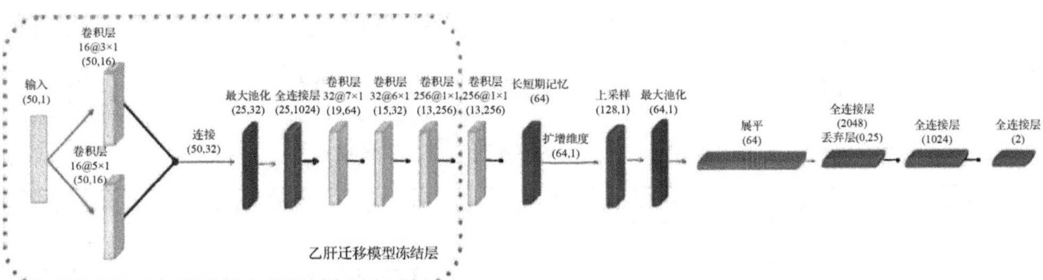

（c）CNN-LSTM

图 3.10　深度学习模型结构

3. 模型评价指标

本实验的模型评价指标包括准确率（accuracy，ACC）、精确率（precision，PRE）、灵敏度（sensitivity，SEN）、特异性（specificity，SPE）、ROC 曲线下面积（area under the curve，AUC）和模型相对运行时间（time，*T*）。

4. 模型结果

（1）基于血清拉曼光谱的乙肝深度学习网络

按照约 7∶1∶2 的比例划分训练集、验证集和测试集。其中，训练集 719 例，包括健康人 359 例、乙肝 360 例；验证集 80 例，包括健康人 44 例、乙肝 36 例；测试集 200 例，包括健康人 104 例、乙肝 96 例。

采用 SMOTE 算法进行数据扩增后，训练集为 3000 例，包括健康人 1500 例、乙肝 1500 例；验证集 400 例，包括健康人 200 例、乙肝 200 例。

对扩增后的训练集、验证集及未扩增的测试集数据进行 PCA 降维处理，保留前 50 维数据，保证主成分累计贡献率大于 90%。将前 50 维的特征作为各深度学习模型的输入。乙肝网络模型结果对比如表 3.4 所示，结果表明，CNN-LSTM 模型在乙肝血清拉曼光谱上的分类性能表现最佳，准确率达到了 90.5%。后续研究将通过目标域数据对乙肝识别的 CNN-LSTM 模型进行微调，以实现对目标域特征的有效分类。

表 3.4　乙肝网络模型结果对比

模型	ACC/%	SEN/%	SPE/%	PRE/%	AUC	*T*/s
GoogLeNet	86.5	80.2	92.3	90.6	0.863	0.211
ResNet	84.5	86.5	82.7	82.2	0.846	0.178
CNN-LSTM	90.5	90.6	90.4	89.7	0.905	0.201

（2）基于血清拉曼光谱的甲状腺功能异常深度学习网络

按照约 7∶1∶2 的比例划分训练集、验证集和测试集。其中，训练集 275 例，包括健康人 128 例、甲状腺功能异常 147 例；验证集 31 例，包括健康人 14 例、甲状腺功能异常 17 例；测试集 77 例，包括健康人 41 例、甲状腺功能异常 36 例。

采用 SMOTE 算法进行数据扩增后，训练集为 3000 例，包括健康人 1500 例、甲状腺功能异常 1500 例；验证集 400 例，包括健康人 200 例、甲状腺功能异常 200 例。

对扩增后的训练集、验证集及未扩增的测试集数据进行 PCA 降维处理，保留前 50 维数据，保证主成分累计贡献率大于 90%。将前 50 维的特征作为各深度学习模型的输入。甲状腺功能异常网络模型结果对比如表 3.5 所示，结果表明，CNN-LSTM 模型在甲状腺功能异常血清拉曼光谱数据上的分类性能表现最佳，准确率达到了 90.9%。后续研究将通过目标域数据对甲状腺功能异常识别的 CNN-LSTM 模型进行微调，以实现对目标域特征的有效分类。

表 3.5　甲状腺功能异常网络模型结果对比

模型	ACC/%	SEN/%	SPE/%	PRE/%	AUC	T/s
GoogLeNet	87.0	76.0	97.1	96.1	0.866	0.244
ResNet	88.3	86.1	90.2	88.6	0.882	0.154
CNN-LSTM	90.9	97.2	85.4	85.4	0.913	0.185

（3）基于血清拉曼光谱的胶质瘤深度学习网络

按照约 7∶1∶2 的比例划分训练集、验证集和测试集。其中，训练集 300 例，包括健康人 155 例、胶质瘤 145 例；验证集 30 例，包括健康人 10 例、胶质瘤 20 例；测试集 85 例，包括健康人 60 例、胶质瘤 25 例。

采用 SMOTE 算法进行数据扩增后，训练集为 3000 例，包括健康人 1500 例、胶质瘤 1500 例；验证集 400 例，包括健康人 200 例、胶质瘤 200 例。

对扩增后的训练集、验证集及未扩增的测试集数据进行 PCA 降维处理，保留前 50 维数据，保证主成分累计贡献率大于 90%。将前 50 维的特征作为各深度学习模型的输入。胶质瘤网络模型结果对比如表 3.6 所示，结果表明，ResNet 模型在胶质瘤血清拉曼光谱数据上的分类性能表现最佳，准确率达到了 87.1%。后续研究将通过目标域数据对胶质瘤识别的 ResNet 模型进行微调，以实现对目标域特征的有效分类。

表 3.6　胶质瘤网络模型结果对比

模型	ACC/%	SEN/%	SPE/%	PRE/%	AUC	*T*/s
GoogLeNet	84.7	88.0	83.3	68.8	0.857	0.199
ResNet	87.1	76.0	91.7	79.2	0.838	0.155
CNN-LSTM	85.9	76.0	90.0	76.0	0.830	0.207

3.2.3　迁移学习模型

1. 目标域介绍

目标域包括的数据为丙肝/健康对照组、食管癌/健康对照组和宫颈癌/炎症对照组的血清拉曼光谱。

2. 样本采集

本实验中选择了 374 例丙肝患者和 370 例对照组（健康人）的新鲜

血液样本，不含任何抗凝剂，于空腹 12 h 后提取。从每例样本中收集 3 mL 新鲜血液，将血液样本在 4℃下以 4000 r/min 的速度进行高速离心操作，提取最上层的透明液体以获得血清。将血清分配到离心管中，并保存在−80℃的冰箱中。所有血清样本均来自新疆医科大学第一附属医院。

3. 拉曼光谱采集

通过毛细管分别从每个丙肝患者血清样本中采集 15 μL 样本，血清拉曼光谱在室温下由 50 倍物镜的激光拉曼光谱仪记录。光谱波数范围为 300～3000 cm^{-1}，激光激发波长为 532 nm，激光功率为 100 mW。光谱数据在 5 s 内获得，采用数值孔径为 0.5。每个样本测试 3 次，并对每个样本的平均光谱进行进一步分析。

4. 不同冻结层的迁移学习模型

本实验通过基于模型的迁移，从源域和目标域中找到它们之间共享的参数信息，以实现迁移学习。其中，目标数据的样本均按照约 8∶2 的比例划分训练集和测试集。其中，丙肝中训练集数据 595 例，包括健康人 294 例、丙肝 301 例；测试集数据 149 例，包括健康人 76 例、丙肝 73 例。食管癌中训练集 310 例，包括健康人 160 例、食管癌 150 例；测试集 75 例，包括健康人 40 例、食管癌 35 例。宫颈癌中训练集 210 例，包括宫颈炎症 105 例、宫颈腺鳞癌 105 例；测试集 75 例，包括宫颈炎症 36 例、宫颈腺鳞癌 39 例。

对 3 个不同的目标数据集分别通过 PCA 降维处理后，保存 3 种目标数据的前 50 维数据，主成分累计贡献率大于 90%，将前 50 维的特征作为输入。设置 batch_size=32，epochs=200，为得到稳健可靠的模型，进行 5 折交叉验证。比较 3 种迁移学习模型在不同冻结层时，对丙肝目标数据建立迁移学习模型的效果，结果如表 3.7 所示。根据共享不同层的参数对比，使用乙肝网络模型冻结前 2 层卷积层、甲状腺网络模型冻结前 2 层卷积层、胶质瘤网络模型冻结前 4 层卷积层，作为丙肝数据的 3 种迁移学习模型，结果如表 3.7 所示。对食管癌/对照组、宫颈癌/对照组目标数据均采取与丙肝相同的方法构建迁移学习模型，3 种迁移学习模型在不同冻结层时的结果如表 3.8 和表 3.9 所示，选择其中实验结果最好时对应的冻结层作为食管癌和宫颈癌的 3 种迁移学习结果，如表 3.10 所示。

表 3.7　不同冻结层对丙肝测试集结果的对比

源数据	冻结层	测试集评价指标					
		ACC/%	SEN/%	SPE/%	PRE/%	AUC	*T*/s
乙肝	未冻结	74.4	95.9	53.7	67.5	0.748	0.076
	conv1d_1	80.1	94.8	66.1	73.2	0.804	0.074
	conv1d_2	**80.5**	**92.3**	**69.2**	**74.7**	**0.808**	**0.074**
	conv1d_3	80.0	95.3	65.3	72.6	0.803	0.075
	conv1d_4	78.8	95.9	62.4	71.3	0.791	0.075
	conv1d_5	79.7	93.4	66.6	73.2	0.800	0.076
	conv1d_6	77.4	94.5	61.1	70.6	0.778	0.074
	lstm_1	77.2	93.2	61.8	70.6	0.775	0.078
甲状腺功能异常	未冻结	72.8	93.2	53.2	67.9	0.732	0.076
	conv1d_1	72.9	97.0	50.0	67.1	0.735	0.076
	conv1d_2	**76.3**	**95.9**	**57.4**	**70.5**	**0.766**	**0.077**
	conv1d_3	69.0	80.0	58.4	73.1	0.692	0.078

续表

源数据	冻结层	测试集评价指标					
		ACC/%	SEN/%	SPE/%	PRE/%	AUC	T/s
甲状腺功能异常	conv1d_4	70.9	97.3	45.8	66.5	0.715	0.074
	conv1d_5	72.8	99.5	47.1	64.5	0.733	0.074
	conv1d_6	75.3	97.3	54.2	67.5	0.757	0.080
	lstm_1	71.0	95.1	47.9	66.0	0.715	0.074
胶质瘤	conv1d_1	66.3	31.8	99.5	98.5	0.656	0.060
	conv1d_2	65.1	31.2	97.6	94.0	0.644	0.061
	conv1d_3	60.9	20.5	99.7	98.9	0.601	0.062
	conv1d_4	**67.4**	**37.0**	**96.6**	**92.6**	**0.668**	**0.060**
	conv1d_5	64.0	29.0	97.6	92.6	0.633	0.061
	conv1d_6	62.4	23.6	99.7	98.9	0.616	0.061
	conv1d_7	62.0	27.1	95.5	93.4	0.613	0.058
	conv1d_8	60.9	21.4	98.9	96.0	0.602	0.062
	conv1d_9	60.0	18.6	99.7	99.3	0.592	0.058
	conv1d_10	60.7	20.8	98.9	97.1	0.599	0.060
	conv1d_11	61.7	24.4	97.6	95.9	0.610	0.063
	conv1d_12	63.1	27.4	97.4	92.1	0.624	0.063
	conv1d_13	64.7	29.0	98.9	96.6	0.640	0.061
	conv1d_14	65.0	30.4	98.2	94.3	0.643	0.064
	conv1d_15	61.6	23.0	98.7	93.3	0.608	0.064
	conv1d_16	65.2	32.6	96.6	90.7	0.646	0.064
	conv1d_17	61.6	23.6	98.2	92.9	0.609	0.062
	conv1d_18	58.1	32.9	82.4	88.5	0.576	0.062
	conv1d_19	62.0	23.8	98.7	95.6	0.613	0.067
	conv1d_20	62.4	24.7	98.7	96.1	0.617	0.092

表 3.8　不同冻结层对食管癌测试集结果的对比

源数据	冻结层	测试集评价指标					
		ACC/%	SEN/%	SPE/%	PRE/%	AUC	*T*/s
乙肝	未冻结	76.5	74.3	78.5	75.9	0.764	0.055
	conv1d_1	76.0	76.0	76.0	73.5	0.760	0.058
	conv1d_2	78.4	75.4	81.0	80.1	0.782	0.057
	conv1d_3	**78.9**	**76.6**	**81.5**	**78.8**	**0.790**	**0.057**
	conv1d_4	77.3	73.7	80.5	76.9	0.771	0.058
	conv1d_5	75.7	77.1	74.5	72.6	0.758	0.057
	conv1d_6	73.6	76.0	71.5	70.8	0.738	0.058
	lstm_1	77.9	77.7	78.0	75.8	0.779	0.057
甲状腺功能异常	未冻结	71.5	70.3	72.5	69.3	0.714	0.057
	conv1d_1	72.5	81.1	65.0	67.6	0.731	0.055
	conv1d_2	77.1	81.1	73.5	73.2	0.773	0.056
	conv1d_3	77.6	74.3	80.5	77.7	0.774	0.057
	conv1d_4	**80.3**	**77.1**	**83.0**	**80.5**	**0.801**	**0.059**
	conv1d_5	79.7	81.7	78.0	76.8	0.799	0.056
	conv1d_6	73.1	72.0	74.0	71.0	0.730	0.058
	lstm_1	77.6	82.9	73.0	73.4	0.779	0.055
胶质瘤	未冻结	77.1	63.4	89.0	83.4	0.762	0.050
	conv1d_1	79.2	69.7	87.5	82.9	0.786	0.050
	conv1d_2	78.4	65.7	89.5	84.6	0.776	0.051
	conv1d_3	80.3	71.4	88.0	84.0	0.797	0.048
	conv1d_4	77.9	68.0	86.5	81.8	0.773	0.049
	conv1d_5	79.7	69.1	89.0	84.7	0.791	0.047
	conv1d_6	74.1	65.1	82.0	76.0	0.736	0.047
	conv1d_7	79.5	70.9	87.0	83.0	0.789	0.052

续表

源数据	冻结层	测试集评价指标					
		ACC/%	SEN/%	SPE/%	PRE/%	AUC	*T*/s
胶质瘤	conv1d_8	76.8	65.1	87.0	81.7	0.761	0.048
	conv1d_9	76.8	69.1	83.5	78.7	0.763	0.048
	conv1d_10	**81.6**	**74.3**	**88.0**	**84.5**	**0.811**	**0.047**
	conv1d_11	76.0	65.1	85.5	80.1	0.753	0.047
	conv1d_12	77.3	64.0	89.0	83.6	0.765	0.047
	conv1d_13	76.8	63.4	88.5	83.3	0.760	0.048
	conv1d_14	78.1	68.6	86.5	81.6	0.775	0.048
	conv1d_15	78.7	69.1	87.0	82.7	0.781	0.047
	conv1d_16	78.1	65.7	89.0	84.1	0.774	0.049
	conv1d_17	79.5	68.0	89.5	85.2	0.788	0.049
	conv1d_18	76.8	66.3	86.0	80.5	0.761	0.048
	conv1d_19	75.2	60.6	88.0	81.4	0.743	0.048
	conv1d_20	79.7	70.3	88.0	83.8	0.791	0.047

表 3.9　不同冻结层对宫颈癌测试集结果的对比

源数据	冻结层	测试集评价指标					
		ACC/%	SEN/%	SPE/%	PRE/%	AUC	*T*/s
乙肝	未冻结	89.1	83.6	95.0	95.3	0.893	0.072
	conv1d_1	89.3	84.1	95.0	95.0	0.896	0.059
	conv1d_2	89.1	83.1	95.6	96.2	0.893	0.057
	conv1d_3	89.1	85.1	93.3	94.0	0.892	0.057
	conv1d_4	**90.4**	**84.6**	**96.7**	**96.8**	**0.906**	**0.067**
	conv1d_5	90.1	85.1	95.6	95.8	0.903	0.060
	conv1d_6	89.6	83.6	96.1	96.1	0.899	0.055
	lstm_1	90.1	83.1	97.8	97.9	0.904	0.059

续表

源数据	冻结层	测试集评价指标					
		ACC/%	SEN/%	SPE/%	PRE/%	AUC	*T*/s
甲状腺功能异常	未冻结	89.3	84.1	95.0	95.6	0.896	0.059
甲状腺功能异常	**conv1d_1**	**80.3**	**77.1**	**83.0**	**80.5**	**0.801**	**0.059**
甲状腺功能异常	conv1d_2	81.3	88.2	73.9	85.0	0.810	0.062
甲状腺功能异常	conv1d_3	85.7	75.9	96.7	96.8	0.863	0.058
甲状腺功能异常	conv1d_4	89.6	84.6	95.0	95.5	0.898	0.056
甲状腺功能异常	conv1d_5	86.7	76.4	97.8	97.3	0.871	0.054
甲状腺功能异常	conv1d_6	87.5	85.1	90.0	91.1	0.876	0.058
甲状腺功能异常	lstm_1	86.1	87.7	84.4	88.4	0.861	0.056
胶质瘤	未冻结	87.7	82.6	93.3	93.4	0.879	0.047
胶质瘤	conv1d_1	89.3	86.7	92.2	92.7	0.894	0.046
胶质瘤	conv1d_2	90.1	86.2	94.4	94.6	0.903	0.049
胶质瘤	conv1d_3	90.4	85.1	96.1	96.2	0.906	0.047
胶质瘤	conv1d_4	79.5	64.1	96.1	94.9	0.801	0.049
胶质瘤	conv1d_5	89.3	87.7	91.1	91.9	0.894	0.047
胶质瘤	conv1d_6	88.3	80.5	96.7	96.4	0.886	0.047
胶质瘤	conv1d_7	89.3	82.6	96.7	96.4	0.896	0.052
胶质瘤	conv1d_8	89.6	82.1	97.8	97.6	0.899	0.047
胶质瘤	**conv1d_9**	**90.9**	**88.2**	**93.9**	**94.1**	**0.910**	**0.050**
胶质瘤	conv1d_10	74.4	55.9	94.4	93.5	0.752	0.048
胶质瘤	conv1d_11	89.9	86.7	93.3	93.9	0.900	0.048
胶质瘤	conv1d_12	89.6	88.7	90.6	91.1	0.896	0.052
胶质瘤	conv1d_13	89.3	82.6	96.7	96.4	0.896	0.051
胶质瘤	conv1d_14	90.1	86.2	94.4	94.6	0.903	0.048
胶质瘤	conv1d_15	85.3	73.3	98.3	98.4	0.858	0.047

续表

源数据	冻结层	测试集评价指标					
		ACC/%	SEN/%	SPE/%	PRE/%	AUC	T/s
胶质瘤	conv1d_16	89.9	85.6	94.4	94.6	0.900	0.048
	conv1d_17	89.9	89.2	90.6	91.2	0.899	0.051
	conv1d_18	89.3	90.8	87.8	89.5	0.893	0.053
	conv1d_19	87.5	78.5	97.2	96.9	0.878	0.051
	conv1d_20	75.5	57.4	95.0	92.6	0.762	0.049

表 3.10　不同目标数据迁移学习结果

目标数据	迁移学习模型	评价指标					
		ACC/%	SEN/%	SPE/%	PRE/%	AUC	T/s
丙肝	乙肝	81.6	95.6	68.2	74.4	0.819	0.082
	甲状腺功能异常	82.1	94.2	70.5	76.7	0.824	0.075
	胶质瘤	68.7	41.1	95.3	93.4	0.682	0.060
食管癌	乙肝	66.9	43.4	87.5	85.1	0.655	0.055
	甲状腺功能异常	77.3	74.3	80.0	76.7	0.771	0.057
	胶质瘤	80.5	74.9	85.5	82.6	0.802	0.050
宫颈癌	乙肝	90.4	86.2	95.0	95.2	0.906	0.055
	甲状腺功能异常	89.1	86.2	92.2	92.5	0.892	0.047
	胶质瘤	89.1	86.2	92.2	92.5	0.892	0.047

3.2.4　迁移学习模型决策融合

以丙肝数据为例，如图 3.11 所示，进行迁移学习模型决策层融合。分别将乙肝的 CNN-LSTM（共享前 2 层参数）、甲状腺功能异常的 CNN-LSTM（共享前 2 层参数）和胶质瘤的 ResNet（共享前 4 层参数）的迁移学习模型的概率输出作为决策融合的输入，将 5 折交叉验证后保

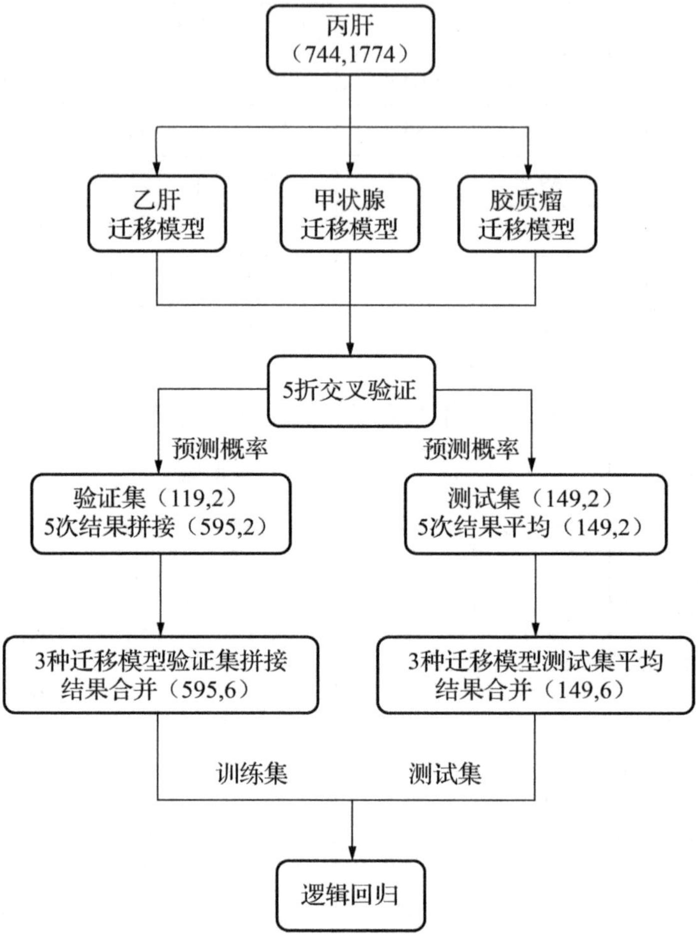

图 3.11　迁移学习模型决策层融合

存的每一折的验证集预测概率按行拼接（0/1 预测概率），保存每一折测试集的预测概率，并求取平均值（0/1 预测概率）。3 种迁移学习模型结果按上述方法保存后，按列拼接，得到训练集特征和测试集特征。采用逻辑回归模型，参数为默认值，3 个目标数据集的融合结果如表 3.11 所示。

表 3.11　测试集目标数据决策融合结果

<table>
<tr><th rowspan="2">目标数据</th><th colspan="2">单迁移结果</th><th colspan="5">多迁移融合结果</th></tr>
<tr><th>源数据</th><th>ACC/%</th><th>ACC/%</th><th>SEN/%</th><th>SPE/%</th><th>PRE/%</th><th>AUC</th></tr>
<tr><td rowspan="3">丙肝</td><td>乙肝</td><td>80.5</td><td rowspan="3">83.2</td><td rowspan="3">100</td><td rowspan="3">67.1</td><td rowspan="3">74.5</td><td rowspan="3">0.836</td></tr>
<tr><td>甲状腺功能异常</td><td>76.3</td></tr>
<tr><td>胶质瘤</td><td>67.4</td></tr>
<tr><td rowspan="3">食管癌</td><td>乙肝</td><td>78.9</td><td rowspan="3">84.0</td><td rowspan="3">77.1</td><td rowspan="3">90.0</td><td rowspan="3">87.1</td><td rowspan="3">0.836</td></tr>
<tr><td>甲状腺功能异常</td><td>80.3</td></tr>
<tr><td>胶质瘤</td><td>81.6</td></tr>
<tr><td rowspan="3">宫颈癌</td><td>乙肝</td><td>90.4</td><td rowspan="3">92.0</td><td rowspan="3">87.2</td><td rowspan="3">97.2</td><td rowspan="3">97.1</td><td rowspan="3">0.922</td></tr>
<tr><td>甲状腺功能异常</td><td>89.9</td></tr>
<tr><td>胶质瘤</td><td>90.9</td></tr>
</table>

本 章 小 结

3.1 节的实验证明了可以将胰腺肿瘤的外泌体光谱数据迁移至血清光谱数据中，这可能是由二者光谱特征在部分区域具有相似性导致的。实验验证了迁移学习及数据扩增在拉曼光谱分析方面的有效性，为后续临床数据不足的研究提供了参考价值。

3.2 节的实验也是基于迁移学习的，一方面为了避免每次分析光谱数据都需要重新建模，另一方面为了进一步提高建模效率，将迁移学习的思路引入光谱分析，并结合数据融合技术构建决策层融合模型，进一步提高模型的包容性和效果。首先通过甲状腺功能异常/正常对照组、乙肝/正常对照组和胶质瘤/正常对照组来预训练迁移学习模型；然后通过目标域的 3 组数据分别微调模型，并将各迁移学习模型对数据的概率输出作为逻辑回归的输入，构建决策层融合模型，结果显示分类准确率整体出现了 2%～3%的提升；最终证明了不相关的尺度不同的拉曼数据集仍存在内在联系性，这也为在未来构建稳定性更高、数据包容性更强的光谱多迁移学习融合模型奠定了基础。

第 4 章　FTIR 结合化学计量学预测乳腺癌患者肿瘤尺寸的初步研究

4.1　背 景 简 介

术前准确评估肿瘤尺寸是确定乳腺癌临床分期的重要因素，同时也是制定治疗方案、判断预后和疗效的重要指标[90]。因此，一种准确、快速的检测技术具有十分重要的临床意义。目前普遍使用乳腺 X 射线摄影（mammography）、超声（ultrasound，US）与 MRI 3 种方法对乳腺癌患者的肿瘤尺寸进行术前检查[91]。X 射线摄影对乳房密度高的患者敏感性较差且受结构叠加、边缘模糊的限制。此外，有研究称，以术后病理所测肿瘤尺寸为金标准，US 由于受声学阴影伪影的限制，可能会低估乳腺癌肿瘤尺寸[92]。MRI 对乳腺癌肿瘤尺寸的测量优于 X 射线摄影和 US 检查，但易高估肿瘤尺寸，高估率甚至达 70%[93,94]，可能会增加不必要的乳房切除率。所以，要获取精确的肿瘤尺寸[95,96]，需要由专业医师对患者实施乳腺癌肿瘤切除手术，测量肿瘤尺寸。但是，这不仅给患者身体带来伤害，也是对患者生理和心理的双重考验。因此，寻求一种高效准确的肿瘤尺寸微创诊断方法有着极为重要的意义。

傅里叶变换红外光谱（Fourier transform infrared spectrum，FTIR）是一种快速、无损的分析方法[97]。FTIR 结合化学计量学方法既可用于异常样本的诊断，也可用于对样本物质含量的预测[98]。Elmi 等[99]记录了正常人和乳腺癌患者血清的 FTIR 并进行线性判别分析，结果表明，FTIR 结合多元数据分析能够区分乳腺癌患者血清和健康血清样本。

Liu 等[100]等利用 FTIR 技术对人体血清样本的各种临床生化指标进行检测，能够快速提取细胞变异信息，进而及时控制病变。然而，由于光谱测量过程中不可避免地存在随机噪声，因此会影响光谱分析结果。为了减少噪声对实验结果的影响，需对获取的光谱数据进行预处理[101]。常用的预处理算法在处理光谱数据时未考虑待预测矩阵的影响，很可能损失了有用信息[102]。直接正交信号校正（direct orthogonal signal correction，DOSC）解决了这一问题，并将其广泛应用于红外光谱定量分析[103-105]。

近年来，许多算法在辅助医疗诊断中取得了显著的成果，如 LDA 和朴素贝叶斯算法等。其中，LDA 是一种计算基于样本之间马氏距离的线性判别算法，通常用作有监督降维和分类模型的构建；而 SVM 和人工神经网络（artificial neural network，ANN）不仅可用做分类器，还广泛应用于定量模型的构建。此外，在实际工作中，光谱数据与待预测数据之间具有一定的非线性，常用的多元线性回归（multiple linear regression，MLR）和主成分回归（principal component regression，PCR）等方法都是基于线性回归方式的多元校正方法，它们都假设所研究的光谱体系完全或近似服从朗伯-比尔定律，即假设它们具有线性加权和；而支持向量回归（support vector regression，SVR）和 ANN 可以较好地解决非线性等问题，在建立非线性校正模型中取得了显著的成果。由于 BPNN 具有优秀的泛化能力，近年来已经成为训练 ANN 中最常用且最有效的算法[106]。

IDC 占患有乳腺癌人群的 4/5[96]。本次研究针对 67 例 IDC 患者的血清采集 FTIR 数据，进行 DOSC、归一化预处理后，利用 PCA 进行特征提取，分别采用 GS-SVR、遗传算法（genetic algorithm，GA）和粒子群优化（particle swarm optimization，PSO）算法的 BPNN 建立回归模型，预测肿瘤尺寸，以病理肿瘤尺寸记录为金标准评估模型预测能力。根据目前调研，这是第一个使用分子光谱结合化学计量学方法预测肿瘤尺寸的研究。该研究有望开创一种全新的术前微创预测肿瘤尺寸的方法，在未来的临床肿瘤尺寸诊断中为患者带来全新的诊断体验。

4.2 材料与方法

4.2.1 实验材料

所有患者血清样本及病理肿瘤尺寸数据均来自新疆医科大学附属肿瘤医院。样本排除标准如下。

1）非 IDC 患者。

2）男性患者。

3）术前进行新辅助化疗患者。

4）伴有其他恶性肿瘤、严重感染的患者。

5）妊娠期、哺乳期患者。

最终共获取 67 例符合条件的 IDC 患者。67 例血清样本在测试前都保存在−20℃的冰箱中。在测试过程中，血清样本在室温 22℃的恒定环境中自然解冻。随后，使用移液管将 2 μL 样本移送到红外光谱仪上。自然干燥 15 min 后，进行红外测试。该研究已获得区域伦理委员会批准。

4.2.2 FTIR 数据采集

测量光谱时，采用德国布鲁克公司生产的 VERTEX 70 红外光谱仪和 SPECAC 公司的衰减全反射（attenuated total reflection，ATR）样本测量附件。ATR 的样品槽由 ZnSe 晶体构成，入射角为 45°，红外光束在 ATR 晶体内部发生三次反射，使用 KBr 分束器进行光束分离。在每次测量之前，使用 OPUS 6.5 软件对大气背景数据进行测量，去除环境变化对获取的光谱数据的影响。以空气为背景，扫描波数范围为 700～4000 cm^{-1}，分辨率为 8 cm^{-1}，扫描次数为 32。所有患者血清样品均测量一次。选择 CO_2 补偿作为补偿参数。

使用 Windows XP 操作系统中的 OPUS 6.5 软件测量背景数据，并测量每个样本数据。测试完成后，将在软件中自动执行傅里叶变换，以获得傅里叶红外光谱数据，所有光谱采集步骤与 Liu 等[107]一致，光谱如图 4.1 所示。实验过程中使用 MATLAB R2016a 软件对数据进行预处理、特征提取和建模，并使用 Origin 2018 软件绘制光谱图。

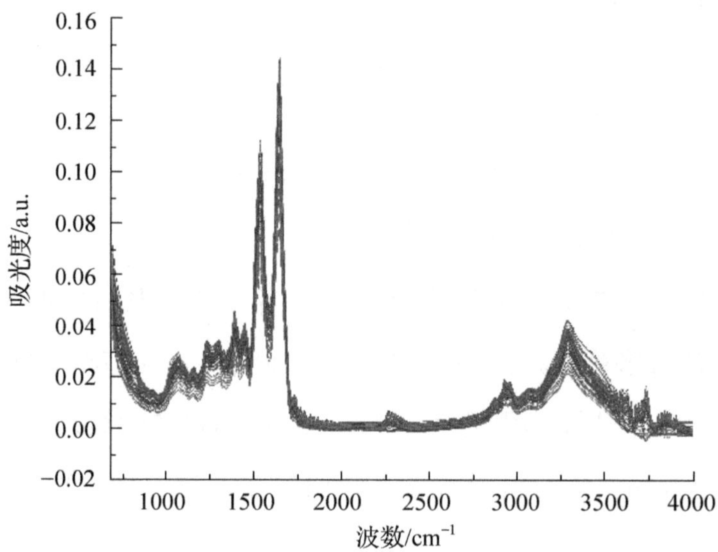

图 4.1　67 例 IDC 患者的 FTIR

用红外光谱仪测量血清时，需要干燥以去除水分的影响。Chen 等[1]研究发现血清样本在自然干燥 15 min 后，在不同位置测得的光谱基本一致。在进行这项定量研究之前，已经针对 IDC 患者做过预备实验。在干燥时间大于 15 min 后，对随机选择的两个患者的血清样本分别在不同位置记录 6 个光谱。观察图 4.2（a）和（b）可以发现，6 次采集的光谱几乎重合。同时，为了更方便观察这种微小的差异，利用标准差来衡量单个样本各个位置采集的光谱偏移平均光谱的程度。在干燥 15 min 后，对同一样品的 k 个不同位置分别采集一个光谱，在某一波长处得到一组吸光度的值为 $A_1, A_2, \cdots, A_k$，则样品在该波长处的标准差为

$$S = \sqrt{\frac{\sum_{i=1}^{k}\left(A_i - \overline{A}\right)^2}{k-1}} \tag{4.1}$$

式中，$\overline{A} = \frac{\sum_{i=1}^{k} A_i}{k}$。

观察图 4.2（c）和（d），两个样本在全谱上 6 次测量的标准差接近于 0。因此，干燥 15 min 后在不同位置采集的血清红外光谱很稳定，这与 Chen 等[1]的研究结果一致。

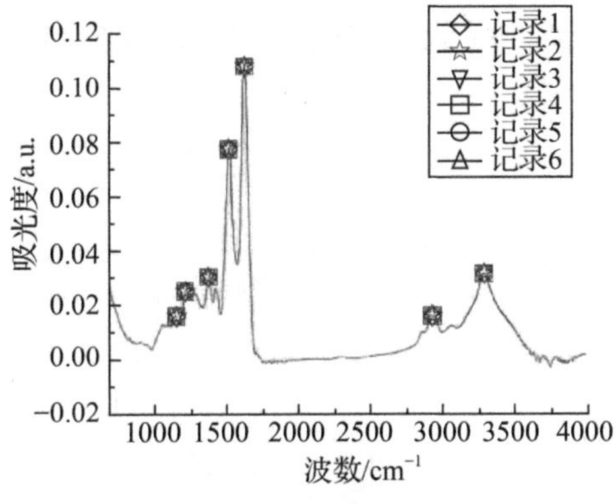

（a）样本a的6个不同位置的光谱记录

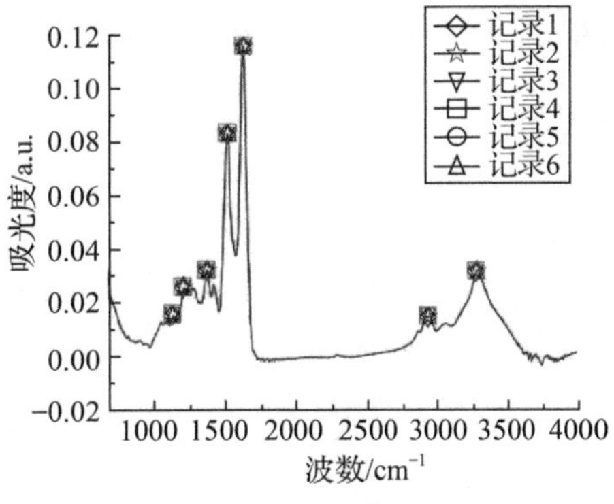

（b）样本b的6个不同位置的光谱记录

图 4.2 两个样本在干燥 15 min 后的 6 次光谱记录

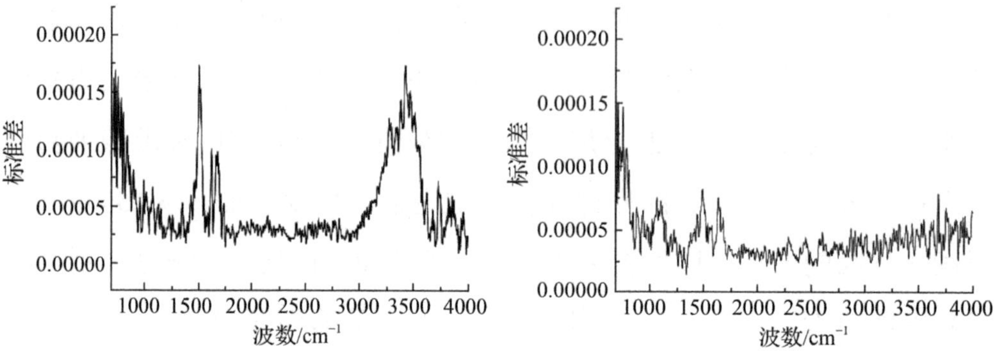

（c）样本a的6次测量的标准差谱　　（d）样本b的6次测量的标准差谱

图 4.2（续）

4.2.3 肿瘤组织数据采集

和大多数研究影像学方法预测肿瘤尺寸一样，本章组织样本的尺寸来自患者的术后病理报告，而病理学测量的尺寸通常是由病理科医生肉眼对手术样本、肿瘤的触诊和显微镜评估的综合结果。肿瘤评估以 1979 年世界卫生组织制定的双径测量为标准，分别测量了肿瘤的最大直径（A）及其最大垂直直径（B），即肿瘤块内部最长径及和它垂直的最长径。图 4.3 给出了肿瘤尺寸的定义。样本病理信息见本章附件中的表 S1。

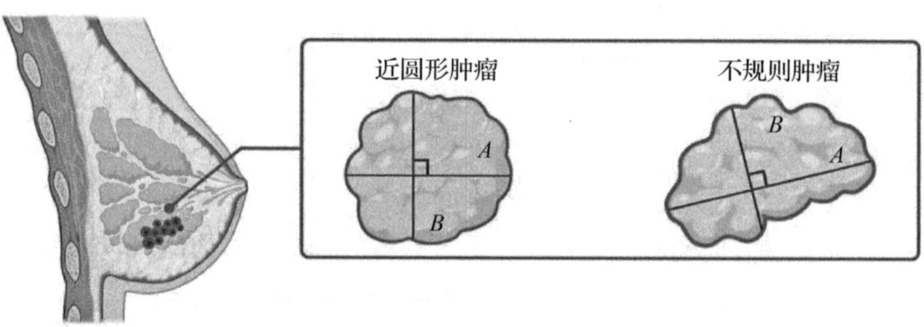

图 4.3　肿瘤尺寸的定义

4.2.4　样本划分

本节采用两种数据集划分方法来评估 FITR 结合化学计量方法预测肿瘤大小的可行性[108]：随机划分和 10 折交叉验证。

随机划分是通过 MATLAB R2016a 软件自带的 randperm 函数实现的：随机打乱 1～67（样本个数）的数字序列，选取前 70%的数字序列对应的样本作为训练集，剩余 30%的数据作为测试集。由于随机划分数据集存在偶然性，因此为了使实验结果更加具有说服力，实验采取了 3 次随机划分数据集的方法，并计算了这 3 次结果的平均值作为最终结果。

此外，为了能更有效地估计模型的泛化能力，采用 10 折交叉验证将数据分成 10 个子集，每个子集分别做一次测试集，其余 9 个子集数据作为训练集。这样会得到 10 个模型，用这 10 个模型最终测试集的结果的均值评估模型。这种数据划分方法充分利用了数据集，有效避免了随机性带来的误差，从而可准确地进行模型评估。

4.2.5　光谱数据预处理

在实际光谱测量中，部分系统误差或干扰噪声等常常会被引入光谱数据中。在相同的条件下，多次测量同一量时，误差的绝对值保持恒定或在条件改变时，按某种规律变化的误差称为系统误差，如光谱仪测量中的机械误差、光学像差都会造成系统误差；干扰噪声则包括电路噪声、量化噪声及背景噪声等。

本节采用 DOSC 对光谱数据进行预处理，突出信号特征简化模型，提高模型的稳定性和预测能力。DOSC 是在正交信号的基础上提出的一种新的预处理算法，其考虑到待测浓度矩阵的影响，通过将光谱矩阵 $\boldsymbol{X}$

与浓度矩阵 $\boldsymbol{Y}$ 正交，滤除了 $\boldsymbol{X}$ 中与 $\boldsymbol{Y}$ 无关的信号。该算法的实现过程如下：

1）计算训练集浓度阵 $\boldsymbol{Y}_{\text{train}}$ 在训练集光谱阵 $\boldsymbol{X}_{\text{train}}$ 上的投影 $\boldsymbol{Y}_{\text{pj}}=\boldsymbol{X}'_{\text{train}}\left[\left(\boldsymbol{X}'_{\text{train}}\right)^{-1}\right]'\boldsymbol{Y}_{\text{train}}$。

2）计算 $\boldsymbol{X}_{\text{train}}$ 在 $\boldsymbol{Y}_{\text{pj}}$ 的正交补空间的投影 $\boldsymbol{A}_{\text{yx}}=\boldsymbol{X}_{\text{train}}-\boldsymbol{Y}_{\text{pj}}\boldsymbol{Y}_{\text{pj}}^{-1}\boldsymbol{X}_{\text{train}}$。

3）提取 $\boldsymbol{A}_{\text{yx}}\boldsymbol{A}'_{\text{yx}}$ 的前 n 个需要正交处理的主成分的得分矩阵 $\boldsymbol{T}$。

4）光谱权重矩阵 $\boldsymbol{w}=\boldsymbol{X}_{\text{train}}^{-1}\boldsymbol{T}$，新的得分矩阵 $\boldsymbol{T}_{\text{new}}=\boldsymbol{X}_{\text{train}}\boldsymbol{w}$。

5）载荷矩阵 $\boldsymbol{P}=\boldsymbol{X}'_{\text{train}}\boldsymbol{T}/\left(\boldsymbol{T}'\boldsymbol{T}\right)$，校正后的光谱矩阵 $\boldsymbol{X}_{\text{new}}=\boldsymbol{X}_{\text{train}}-\boldsymbol{T}\boldsymbol{P}'$。

6）测试集得分矩阵 $\boldsymbol{T}_{\text{test}}=\boldsymbol{X}_{\text{test}}\boldsymbol{w}$，校正后的测试集光谱矩阵 $\boldsymbol{X}_{\text{dosctest}}=\boldsymbol{X}_{\text{test}}-\boldsymbol{T}_{\text{test}}\boldsymbol{P}$。

此外，在建模过程中，往往需要多个特征向量来构建模型，而这些特征变量反映了研究对象所具有的不同特点，此时这些特征变量的量纲和数量级就会产生差异，因此需要采用归一化方法对光谱数据进行预处理。本实验中的归一化公式为

$$x_{\text{m}}=\frac{x-x_{\min}}{x_{\max}-x_{\min}} \tag{4.2}$$

式中，x_{m} 为归一化后的数据；x 为某个特征变量；$x_{\max}$ 和 $x_{\min}$ 分别为该特征变量的最大值与最小值。

本实验中，通过 MATLAB R2016a 软件自带的 mapminmax 函数实现归一化。

4.2.6 主成分分析

在数据建模过程中，采用全部波长变量建模不仅会增加模型训练时

间，而且有可能引入冗余信息。因此，在建模前对光谱数据进行降维十分必要。PCA 的主要思想是将 n 维特征映射到 k 维上，该 k 维是全新的正交特征，也称为主成分。PCA 的工作就是从原始的空间中顺序查找一组相互正交的坐标轴，使得任何数据投影的最大方差在第一个坐标（称为第一主成分）上，第二大方差在第二个坐标（称为第二主成分）上，依此类推。经转换得到的新变量相互正交，互不相关，消除了众多信息中相互重叠的部分。PCA 可以将光谱矩阵 $\boldsymbol{X}(n\times m)$ 分解成以下形式：

$$\boldsymbol{X} = \boldsymbol{T}\boldsymbol{P}^{\mathrm{T}} + \boldsymbol{E} \tag{4.3}$$

式中，$\boldsymbol{T}=\left[t_1,t_2,\cdots,t_n\right]$ 为得分向量；$\boldsymbol{P}=\left[p_1,p_2,\cdots,p_m\right]$ 为载荷向量；$\boldsymbol{E}$ 为误差矩阵。

采用 MATLAB R2016a 软件自带的 princomp 函数进行 PCA 处理。观察图 4.4，前 10 个主成分贡献率已经超过 98%。通常，超过 10%会在数

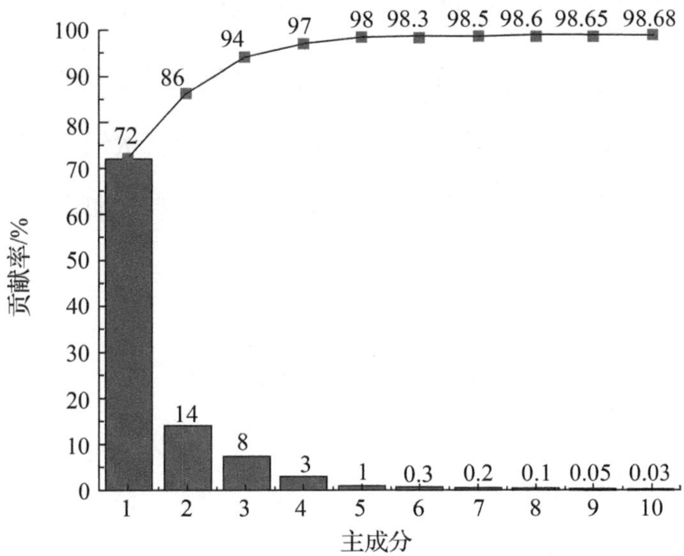

图 4.4　PCA 前 10 个主成分贡献率

据中引入噪声。为了选取不同模型的最佳主成分数，每个模型都从前一个主成分开始选取，一直取到前 10 个主成分，以评估不同主成分数对建模的影响。

4.2.7 样本建模与模型评估

所有样本数据均通过 GS-SVR、GA-BP-ANN、PSO-BP-ANN 3 种模型建模，预测肿瘤的最大直径及其最大垂直直径。为了评估每个模型的预测效果，使用训练集决定系数 R^2_{train}、均方根误差 $\text{RMSE}_{\text{train}}$，以及测试集决定系数 R^2_{test}、均方根误差 $\text{RMSE}_{\text{test}}$ 作为评估指标，公式如下[93]：

$$R^2 = 1 - \sum_{i=1}^{N}(y_i - \hat{y}_i)^2 \Big/ \sum_{i=1}^{N}(y_i - \overline{y})^2 \tag{4.4}$$

$$\text{RMSE} = \sqrt{\frac{1}{N}\sum_{i=1}^{N}(y_i - \hat{y}_i)^2} \tag{4.5}$$

式中，y_i 为真实值；$\hat{y}_i$ 为预测值；$\overline{y}$ 为预测的均值；N 为样本数。

RMSE 反映了模型预测的准确程度，其值越小，说明预测越接近实际值，模型的有效性就越好，反之则越差；同理，R^2 越接近于 1，模型预测效果越好。因此，一个良好的拟合模型需要有较低的预测 RMSE 和较高的 R^2。

4.3 结 果 分 析

4.3.1 GS-SVR 模型

SVR 模型的惩罚因子 C 和核函数参数 g 决定了模型的好坏。C 越大，表示模型越不能容忍出现误差，可能导致过拟合；C 越小，表示越会导致模型欠拟合。惩罚因子过大或者过小都会影响模型的泛化能力。本实验采用网格搜索算法，在$[2^{-20},2^{20}]$范围内对参数寻优，取步长为 0.5，以训练结果均方根误差最小的参数对为最优参数对。针对不同主成分数的模型，进行 3 次实验，取拟合结果的平均值，如图 4.5 所示。观察图 4.5 可见，GS-SVR 模型对肿瘤最大直径的预测在选取前 9 个主成分时拟合性能达到最优，对肿瘤最大垂直直径的预测在选取前 10 个主成分时拟合性能达到最优。当选取前 9 个主成分建模时，肿瘤最大直径 3 次随机划分拟合结果均值如下：$R_{\text{train}}^2=0.97776$，$\text{RMSE}_{\text{train}}=0.14889$，$R_{\text{test}}^2=0.97491$，$\text{RMSE}_{\text{test}}=0.18242$。当选取前 10 个主成分建模时，肿瘤最大垂直直径 3 次拟合结果的均值如下：R_{train}^2=0.97942，$\text{RMSE}_{\text{train}}$=0.14605，$R_{\text{test}}^2$=0.97698，$\text{RMSE}_{\text{test}}$=0.20862。

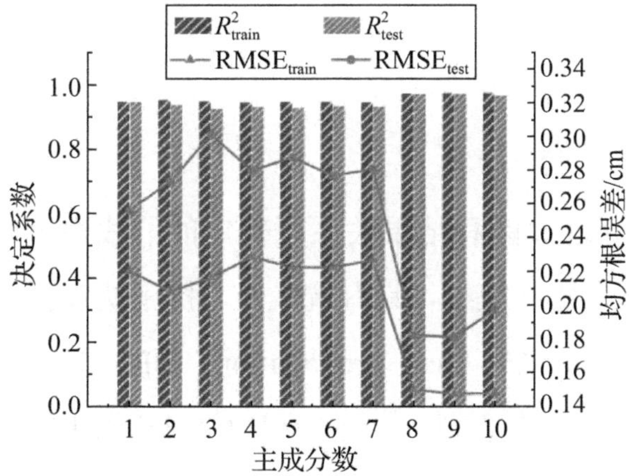

（a）GS-SVR模型肿瘤最大直径拟合

图 4.5　不同主成分数的模型拟合结果（随机划分）

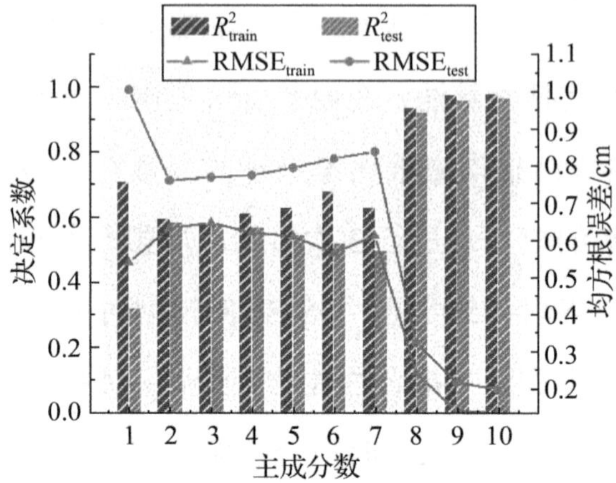

（b）GS-SVR模型肿瘤最大垂直直径拟合

图 4.5（续）

10 折交叉验证的 GS-SVR 模型选取前 8 个主成分建模时，肿瘤最大直径拟合最优：R^2_{train}=0.98380，$RMSE_{train}$=0.13485，R^2_{test}=0.97712，$RMSE_{test}$=0.14851。当选取前 10 个主成分时，肿瘤最大垂直直径拟合最优：R^2_{train}=0.97909，$RMSE_{train}$=0.15550，R^2_{test}=0.97029，$RMSE_{test}$=0.17723。

4.3.2 BP-ANN 模型

ANN 适合处理原因和结果关系不确定的非线性测量数据，模拟神经元的工作原理来建立模型，具有抗噪声、抗干扰和强大的非线性转换功能等特点。反向传播（back propagation，BP）算法是目前用来训练 ANN 最常用且最有效的算法[109]。由于 BP-ANN 利用梯度下降法更新权值和阈值，不仅输出的精度低，而且耗费时间较长，因此本实验选择近些年优化理论较为完善的智能优化算法寻找最优权值和阈值，以提高模型性能。

算法实现过程可以分成信号前向传播和误差反向传播两部分，最终使训练样本的预测输出和期望输出的均方误差趋于极小值。BP-ANN 的训练精度依赖于网络拓扑结构和节点个数，需要根据要解决的具体问题来选取。本实验采用的 3 层网络拓扑结构如图 4.6 所示，输入层神经元个数为选取的特征个数，输出层节点个数为 2，分别输出肿瘤的最大直径及其最大垂直直径。然而，目前没有能够准确计算隐藏层神经元个数的最佳公式，故通常用一些经验法则来确定隐藏层神经元个数。由于 BP-ANN 学习速度慢且容易陷入局部收敛，故本实验采用 GA 和 PSO 对 BP-ANN 的初始权值和阈值进行寻优，既克服了寻优中的盲目性，又避免了局部收敛[110]。然而，对于特定问题，需要对优化参数进行全面研究。目前尚未有用于预测肿瘤尺寸的 GA、PSO 最佳参数，只是基于经验选取参数，在未来的工作中会增加样本量做进一步研究。本实验两种模型优化算法的主要参数设置如表 4.1 所示。

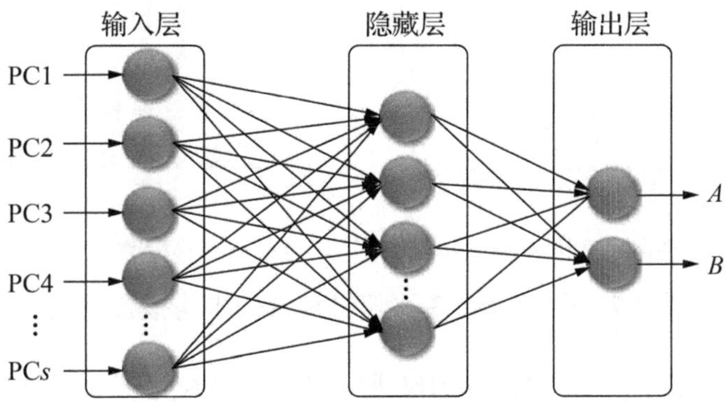

图 4.6　3 层网络拓扑结构

表 4.1　两种模型优化算法的主要参数设置

PSO-BP-ANN		GA-BP-ANN			
学习因子 c1 和 c2	最大迭代次数	交叉率	突变率	群体大小	最大子代数
1.5	100	0.3	0.1	30	200

PSO-BP-ANN 和 GA-BP-ANN 两种模型 3 次随机划分的平均拟合结果如图 4.7 所示，两种模型都在选取前 10 个主成分时拟合性能达到最优，表明两种模型在此特征规模下可以较为准确地预测肿瘤尺寸。

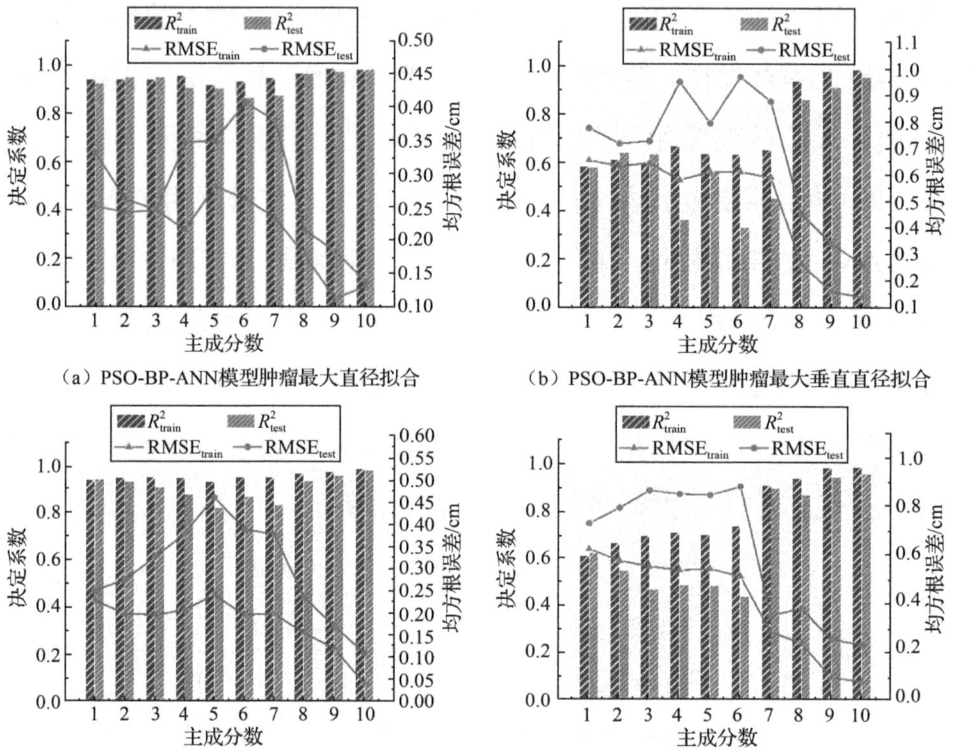

（a）PSO-BP-ANN模型肿瘤最大直径拟合

（b）PSO-BP-ANN模型肿瘤最大垂直直径拟合

（c）GA-BP-ANN模型肿瘤最大直径拟合

（d）GA-BP-ANN模型肿瘤最大垂直直径拟合

图 4.7　两种模型 3 次随机划分的平均拟合结果

10 折交叉验证 PSO-BP-ANN 和 GA-BP-ANN 模型结果参见表 4.2。当选取前 10 个主成分时，模型拟合结果最优。PSO-BP-ANN 模型肿瘤最大直径拟合：R^2_{train}=0.98380，$RMSE_{train}$= 0.12062，R^2_{test}=0.96697，$RMSE_{test}$=0.17214。肿瘤最大垂直直径拟合：R^2_{train}=0.97798，$RMSE_{train}$=0.15704，R^2_{test}=0.94366，$RMSE_{test}$=0.23970。GA-BP-ANN 模型肿瘤最大直径拟合：R^2_{train}=0.99845，$RMSE_{train}$=0.04133，R^2_{test}=0.99307，

$RMSE_{test}$=0.07846。肿瘤最大垂直直径拟合：R^2_{train}=0.99365，$RMSE_{train}$=0.08647，R^2_{test}=0.95388，$RMSE_{test}$=0.21765。

4.3.3　模型结果

模型运行时间可用于衡量模型的预测效率。利用前面实验得到的最佳主成分数构建各个模型，3 种模型预测肿瘤最大直径及其最大垂直直径的最佳拟合结果如表 4.2 所示。为了方便临床医生阅读，在本章附件的表 S2 中补充了 3 次随机划分数据集的读数结果。其中，当采用决定系数、均方根误差评估模型时，肿瘤最大直径的拟合都在 GA-BP-ANN 模型达到最优，肿瘤最大垂直直径的拟合在 GS-SVR 模型达到最优；且最大直径的拟合效果要明显优于最大垂直直径的拟合效果。从本章附件的表 S3 中可看出，3 种模型都能较准确地预测肿瘤尺寸，证明了 FTIR 结合化学计量学方法预测肿瘤尺寸的可行性。

表 4.2　不同数据集划分方法的最佳拟合结果

数据集划分方法	直径拟合	参数	GS-SVR	PSO-BP-ANN	GA-BP-ANN
随机划分	肿瘤最大直径拟合	R^2_{train}	0.97776	0.98167	0.99811
		R^2_{test}	0.97491	0.98262	0.99066
		$RMSE_{train}$	0.14889	0.13205	0.04135
		$RMSE_{test}$	0.18242	0.13971	0.11033
		训练时间/s	4.02	17.14	29.76
	肿瘤最大垂直直径拟合	R^2_{train}	0.97942	0.97960	0.99437
		R^2_{test}	0.97698	0.95136	0.96342
		$RMSE_{train}$	0.14605	0.14276	0.07605
		$RMSE_{test}$	0.20862	0.26516	0.22828
		训练时间/s	4.25	17.14	29.76

续表

数据集划分方法	直径拟合	参数	GS-SVR	PSO-BP-ANN	GA-BP-ANN
10 折交叉验证	肿瘤最大直径拟合	R^2_{train}	0.98380	0.98380	0.99845
		R^2_{test}	0.97712	0.96697	0.99307
		$RMSE_{train}$	0.13485	0.12062	0.04133
		$RMSE_{test}$	0.14851	0.17214	0.07846
		训练时间/s	8.96	33.97	61.96
	肿瘤最大垂直直径拟合	R^2_{train}	0.97909	0.97798	0.99365
		R^2_{test}	0.97029	0.94366	0.95388
		$RMSE_{train}$	0.15550	0.15704	0.08647
		$RMSE_{test}$	0.17723	0.23970	0.21765
		训练时间/s	12.38	33.97	61.96

4.4 讨　论

为了将 FTIR 方法与传统成像方法进行比较，作者调研了近 10 年医学成像方法预测肿瘤尺寸的文章。由于医学成像技术的进步，本次调研得到的结论仅限于近 10 年。如表 4.3 所示，研究人员仅测量了肿瘤最大直径，且大多采用皮尔逊相关系数评估病理结果与乳腺 X 射线检查（MM）、超声检查（US）和磁共振成像检查（MRI）测量结果之间的相关性。综合近年的研究，影像学结果与病理结果的相关程度普遍偏低，仅有一项研究采用决定系数评估拟合结果，然而拟合程度仅有 0.686。从表 4.3 中可以看出，MM 和 US 普遍存在低估，这可能与 MM 测量中受到结构叠加、边缘模糊的限制有关，而 US 则受到声学阴影伪影的影响。MRI 仅在一项研究中显示低估肿瘤最大直径，而在其他研究中都显示高估，而高估可能会增加不必要的乳房切除率。当仅考虑平均高估或是低估程度时，Cuesta 等[111]的研究中 MM 测量方法最好，仅低估了 0.4 mm。

表 4.3　近 10 年医学成像方法预测肿瘤尺寸的研究进展

年份	研究	样本	评估指标	MM	US	MRI	备注
2012	Ramirez 等[112]	161	r	0.760	0.670	0.750	MM（−3.5mm） US（−5.5mm） MRI（+1.5mm）
2013	Luparia 等[113]	110	r	0.830	0.770	0.920	—
2013	Gruber 等[114]	121	r	0.550	0.525	0.554	MM（−1mm） US（−8mm） MRI（+2mm）
2015	Leddy 等[115]	57	CCC	0.574	0.710	0.498	MM（−0.9mm） US（+0.8mm） MRI（+3.6mm）
2016	Afroze 等[116]	70	r	0.510	0.490	0.480	MM（−2mm） US（−7mm） MRI（+1mm）
2017	Cortadellas 等[117]	73	r	0.570	0.680	0.510	MM（−1.8mm） US（−2.1mm） MRI（+6.4mm）
2017	Angulo 等[118]	293	r	—	0.727	0.857	US（−3.4mm） MRI（+1.4mm）
2018	Streng 等[119]	129	R^2	0.686	0.551	—	—
2019	Tao 等[120]	157	r	0.330	0.250	0.800	MM（+2mm） US（−3mm） MRI（+1mm）
2019	Cuesta 等[111]	224	r	0.410	0.540	0.600	MM（−0.4mm） US（−5.8mm） MRI（−0.8mm）

注：MM 为乳腺 X 射线检查，US 为超声检查，MRI 为磁共振成像检查；−为低估，+为高估；CCC 为 Lin 一致性相关系数，r 为皮尔逊相关系数，R^2 为决定系数。

为了方便与传统成像方法进行比较，采用相同的模型评估方法评估肿瘤最大直径的测试集拟合结果，评估结果如表 4.4 所示。当采用 GA-BP-ANN 拟合肿瘤最大直径时，平均低估不超过 0.1mm，且相关系数大于传统成像方法。无论是从相关程度、拟合程度还是平均拟合误差上来说，本章研究方法都明显优于传统成像方法。另外，与医学影像学法相比，红外光谱法测量时间短、自动诊断、操作方便，有望成为一种实时、高效的诊断路线。

表 4.4　不同模型评估结果

数据集划分方法	评估指标（A）	GS-SVR	PSO-BP-ANN	GA-BP-ANN
随机选择	r	0.9945	0.9887	0.9922
	R^2	0.9749	0.9826	0.9906
	平均尺寸差/mm	0.1607	−0.3099	−0.0525
10 折交叉验证	R	0.9921	0.9827	0.9975
	R^2	0.9771	0.9669	0.9930
	平均尺寸差/mm	0.3239	0.2437	−0.0739

注：A 为最大直径，r 为皮尔逊相关系数，R^2 为决定系数。

此外，根据 IDC 患者肿瘤尺寸对样本进行排序，选择与肿瘤最小的 20 个样本和肿瘤最大的 20 个样本对应的 FTIR 预处理之后的数据，分别求平均谱。对样本按照肿瘤尺寸排序后，肿瘤最小尺寸的 20 个样本满足 A<2.0 cm、B<1.0 cm，肿瘤最大尺寸的 20 个样本满足 A>2.3 cm、B>1.5 cm。这里的“最小”和“最大”是相对的：“最小”指的是对所有 67 个样本按照肿瘤尺寸从小到大排序后，相对其他样本较小的前 20 个样本；而“最大”指的是相对其他样本较大的后 20 个样本。样本的均值等信息见本章附件中的表 S4。如图 4.8（a）所示，样本在整个频带内的峰值强度存在差异，这些峰值强度差异可能反映了相应物质的浓度变化。肿瘤尺寸较小患者的平均光谱峰值强度在 1076 cm^{-1}、1245 cm^{-1}、1396 cm^{-1}、1539 cm^{-1}、1650 cm^{-1} 等处，低于肿瘤尺寸较大患者。1396 cm^{-1} 处峰值对应氨基酸 COO—键伸缩振动。由于 C＝O 键的伸缩振动和 N—H 键的弯曲振动，分别在 1650 cm^{-1} 和 1539 cm^{-1} 处显示出两条明显的蛋白带，即酰胺 I 带和酰胺 II 带。根据一些文献[107-108]，将人血清的红外光谱的主要红外波段的峰位和分布列于表 4.5。Zhu 等[108]证明了 IDC 患者肿瘤尺寸与血清中能够促进蛋白质合成的激素有关，这可能与 1311 cm^{-1}、1539 cm^{-1}、1650 cm^{-1}、3290 cm^{-1} 等处存在的差异峰相对应，验证了通过 FTIR 监测患者血清中物质浓度变化来预测肿瘤尺寸的可行性。

图 4.8（彩图）

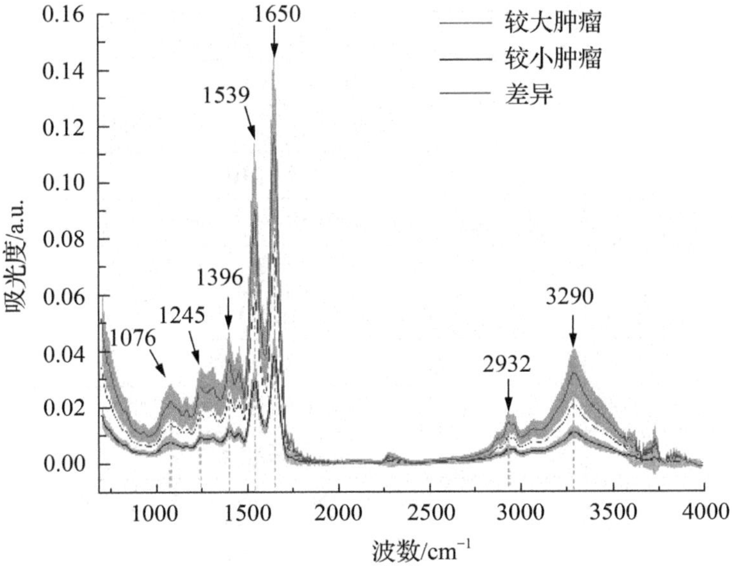

（a）肿瘤较小的20个样本和肿瘤较大的20个样本的差异谱

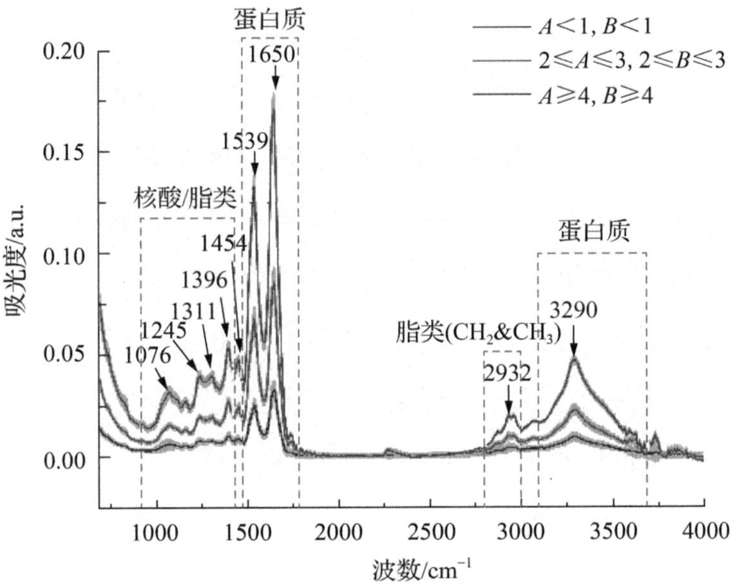

（b）不同肿瘤大小光谱的主要吸收带
［虚线矩形对应不同吸收带（阴影区域代表标准偏差）］

图 4.8　不同肿瘤大小的红外光谱差异及主要吸收带比较

表 4.5 人血清的红外光谱的主要红外波段的峰位和分布

波数/cm^{-1}	成分
1076	DNA、RNA（C—O）
1245	PO_2 —中的不对称 P=O 拉伸
1311	酰胺 III 带
1396	氨基酸的 ν（COO—）
1454	CH_2 剪式 C—H 弯曲
1539	酰胺 II 带
1650	酰胺 I 带
2932	CH_2 不对称 C—H 拉伸
3290	酰胺 A
900～1425	DNA 和 RNA 的变化区域、蛋白质
1454～1770	蛋白质
2800～3000	脂类
3090～3700	蛋白质

为了进一步提高预测速度，确定不同物质吸收带对肿瘤尺寸预测的影响，进行了光谱分割。根据表 4.5，在 700～4000 cm^{-1} 范围内提取 4 个主要吸收带，对应图 4.8（b）中的虚线矩形部分。800～1300 cm^{-1} 的光谱区域与蛋白质、核酸中的官能团振动有关，如 PO_2—、C—O；1500～1600 cm^{-1} 区域对应酰胺 II 带，1600～1700 cm^{-1} 区域对应酰胺 I 带，酰胺 I 带和酰胺 II 带可以用来反映蛋白质的二级结构；2800～3000 cm^{-1} 区域与 CH_2 和 CH_3 的 C—H 拉伸运动有关。

将 4 个主要的吸收带进行 PCA 特征提取之后，分别采用 GS-SVR、PSO-BP-ANN 和 GA-BP-ANN 建立回归模型。几种模型的 3 次实验平均拟合结果如表 4.6 和表 4.7 所示。从表 4.6 和表 4.7 中可以看出，900～1425 cm^{-1} 和 3090～3700 cm^{-1} 光谱段比其他光谱段具有更高的预测精度。今后，将进一步扩大样本数量并验证光谱段的准确性。

表 4.6　不同吸收带的肿瘤最大直径模型拟合结果

吸收带/cm^{-1}	拟合结果					
	GS-SVR		PSO-BP-ANN		GA-BP-ANN	
	R^2_{test}	$RMSE_{test}$	R^2_{test}	$RMSE_{test}$	R^2_{test}	$RMSE_{test}$
900～1425	0.70166	0.65385	0.65182	0.68453	0.60525	0.73059
1454～1770	0.16790	1.14387	0.19989	1.14022	0.09808	1.27171
2800～3000	0.02718	1.27193	0.05098	1.50307	0.13399	2.36132
3090～3700	0.74886	0.56711	0.67884	0.62702	0.65681	0.63711

表 4.7　不同吸收带的肿瘤最大垂直直径模型拟合结果

吸收带/cm^{-1}	拟合结果					
	GS-SVR		PSO-BP-ANN		GA-BP-ANN	
	R^2_{test}	$RMSE_{test}$	R^2_{test}	$RMSE_{test}$	R^2_{test}	$RMSE_{test}$
900～1425	0.46878	0.84360	0.52247	0.79371	0.47347	0.83221
1454～1770	0.09597	1.09363	0.16696	1.07772	0.14573	0.92152
2800～3000	0	1.34426	0.03796	1.29999	0.10812	2.03780
3090～3700	0.66181	0.57054	0.52060	0.67785	0.53736	0.66685

本 章 小 结

本章根据从 IDC 患者血清中采集的 FTIR 数据建立了 3 种模型，3 种模型都能较准确地预测肿瘤尺寸。与常用的医学影像学方法测量肿瘤尺寸相比，本章定量模型预测结果与病理肿瘤记录具有更高的相似性，且平均肿瘤预测误差小。当采用 GA-BP-ANN 模型预测肿瘤最大直径时，平均低估不超过 1 mm。此外，传统的医学影像学方法测量肿瘤尺寸不仅存在仪器带来的系统误差，还可能存在由操作人员带来的随机误差。与传统技术相比，红外光谱法测量时间短、自动诊断、操作方便，有望成为一种实时、高效的诊断路线。未来将收集更多样本，根据患者年龄、分期来观察预测性能，探究模型的预测效果是否与乳腺癌亚型、分期有关。此外，将进一步扩大所研究的癌症种类，研究分子光谱结合化学计量学方法在其他癌症肿瘤尺寸预测方面的潜力。

附　　件

表 S1　样本病理信息

样本信息	性别		年龄/岁				
	女	男	30～39	40～49	50～59	60～69	70～79
样本数量/例	57	0	2	29	19	3	4
A/cm	0.8～7.0		1.0～5.0	0.8～7.0	1.0～4.0	1.5～2.0	2.0～5.0
B/cm	0.5～5.0		0.7～4.0	0.5～5.0	0.5～3.0	1.0～1.5	1.5～5.0

表 S2　肿瘤大小的读数结果

实际值 *A*/cm	预测值 *A*/cm			实际值 *B*/cm	预测值 *B*/cm		
	GS-SVR	PSO-BP-ANN	GA-BP-ANN		GS-SVR	PSO-BP-ANN	GA-BP-ANN
2.6	2.67	2.69	2.66	1.1	1.02	1.34	1.44
5	4.77	4.93	4.90	5	5.17	5.47	5.04
2.5	2.50	2.52	2.48	1.5	1.32	1.38	1.44
1.5	1.70	1.74	1.69	1	1.26	1.38	1.27
1	1.14	0.91	0.83	1	0.79	0.60	0.70
1.5	1.60	1.47	1.46	1.5	1.61	1.32	1.28
3	2.96	3.14	3.09	3	3.16	3.00	2.91
1.3	1.46	1.35	1.28	0.8	0.76	0.77	0.66
1.5	1.72	1.51	1.53	1	0.85	1.00	1.00
2	2.10	1.93	1.80	1.5	1.43	1.20	1.53
1	1.20	1.00	0.87	0.5	0.80	0.40	0.60

续表

实际值 A/cm	预测值 A/cm			实际值 B/cm	预测值 B/cm		
	GS-SVR	PSO-BP-ANN	GA-BP-ANN		GS-SVR	PSO-BP-ANN	GA-BP-ANN
2	2.09	2.00	1.86	1.5	1.53	1.29	1.31
1.5	1.69	1.63	1.52	1.5	1.62	1.56	1.42
4	3.87	4.08	4.11	3	3.03	3.19	3.04
1	1.31	0.84	0.95	1	1.19	0.92	1.05
1.5	1.68	1.37	1.42	1.5	1.67	1.17	1.37
4	3.78	3.76	4.42	3.5	3.46	3.66	3.61
2	2.13	2.00	2.03	1.5	1.63	1.53	1.91
4	3.76	3.49	3.78	3	3.03	2.76	2.81
1.3	1.48	1.31	1.31	0.7	0.73	0.61	0.62

表 S3　肿瘤最大垂直直径的模型评价结果

评估指标 *B*	GS-SVR	PSO-BP-ANN	GA-BP-ANN
r	0.992	0.986	0.987
R^2	0.982	0.958	0.973
平均尺寸差异/mm	+0.48	−0.27	−0.05

注：*B* 为最大垂直直径，r 为皮尔逊相关系数，R^2 为决定系数。

表 S4　被选择样本的信息

肿瘤	尺寸范围/cm		平均尺寸/cm	标准偏差/cm
最小的肿瘤	*A*	0.7～2.0	1.3	0.3
	B	0.5～1.0	0.9	0.2
最大的肿瘤	*A*	2.3～5.0	3.6	0.8
	B	1.5～4.5	3.0	0.8

第 5 章　多光谱学融合诊断技术

5.1　光谱融合技术的理论支撑

拉曼光谱和红外光谱已经被广泛用于新型疾病诊断方法的开发，但其针对部分疾病在单光谱中的诊断效果并不理想，特别是构建早期筛查和多种疾病诊断模型时，表现更不稳定。为了提高诊断模型的准确率，可以通过提取更多的数据特征来进一步扩大样本差异，而数据融合作为扩大特征提取范围的重要组成之一[121]，在食品筛查等领域已经开展了相关的研究。Silvestri 等[122]将 X 射线粉末衍射（X-ray powder diffraction，XRDP）光谱和 34 种元素的金属浓度通过多元曲线分辨率（multivariate curve resolution，MCR）进行分层融合，分析土壤样品的特性，并证明数据融合是分析不同类型数据的有效方式。Li 等[123]通过融合紫外可见光谱（ultraviolet and visible spectrum，UV-Vis）和傅里叶变换红外光谱对蚕茧进行分析，对其不同部位进行研究，为蚕茧的质量研究补充更为全面的化学数据。此外，在医学图像诊断研究方面，多模态图像融合通过融合获取视觉增强的图像，该技术在医学诊断中起着重要的作用。

相似的是，拉曼光谱和红外光谱也是一种互补的光谱技术，用于获取物质特有的振动分子特征。红外光谱是基于分子在红外光照射下发生振动和转动能级跃迁至激发态而产生的一种特征性光谱。要产生这种效应，需要分子内部有一定的极性，即存在分子内的电偶极矩。在光子与分子相互作用时，通过电偶极矩跃迁发生了相互作用。因此，那些没有极性的分子或者对称性的分子因为不存在电偶极矩，所以基本上是没有红外吸收光谱效应的。拉曼光谱一般也发生在红外区，它不是吸收光谱，而是在入射光子与分子振动、转动量子化能级共振后以另外一个频率出射光子。入射和出射光子的能量差等于参与相互作用的分子振动、转动跃迁能级。与红外吸收光谱不同，拉曼光谱是一种阶数更高的光子-分子相互作用，要比红外吸收光谱的强度弱很多。但是，由于拉曼光谱产生的机理是电四极矩或者磁偶极矩跃迁，并不需要分子本身带有极性，因此其特别适合没有极性的对称分子的检测。

基于此，本实验针对甲状腺功能异常/对照组开展了基于机器学习的红外光谱和拉曼光谱的特征融合模型的研究；基于肺癌/食管癌/胶质瘤/对照组开展了多光谱的低层次融合和中层次融合的对比研究，融合后模型的准确率有明显的提升，为后期光谱学融合诊断技术临床化奠定了坚实的基础。

5.2　拉曼光谱融合傅里叶变换红外光谱诊断甲状腺功能异常

5.2.1　血清采集与光谱测量

红外光谱的采集过程如下：将冰箱中的 382 例血清样品在室温 22℃下缓慢液化，并使用 OPUS 软件进行背景测试，以减少背景噪声的影响。随后，取 50 μL 血清样品，放置于 ZnSe 晶体上，并干燥至形成均匀的干燥膜。接下来，使用傅里叶变换红外光谱仪测量波数范围为 700～3000 cm^{-1} 的中红外光谱，并以 4 cm^{-1} 的分辨率进行 32 次扫描以采集光谱。最后，利用 OPUS 软件对所获得的光谱进行基线校正，以减少基线漂移或噪声，从而使光谱更加平滑，便于分析。确定室温干燥过程最佳时长。通过随机选择测量甲状腺功能异常患者和甲状腺功能正常受试者各 30 例样本的红外光谱，分别取平均值，再分别对两类平均光谱进行分析，如图 5.1 所示，15 min 的红外光谱和 20 min 的红外光谱大致相同。通过分析血清含水量对红外光谱检测结果的影响及测试耗时，最终确定室温干燥 15 min 的血清样本在测量效果和消耗时间上最好，故后续针对红外光谱数据的分析均为在 15 min 时测试的数据。

图 5.1（彩图）

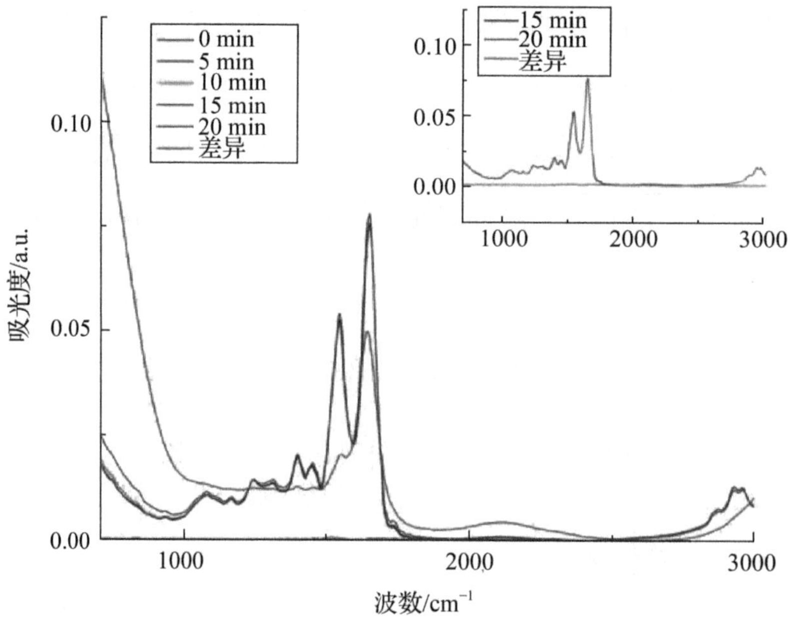

（a）甲状腺功能正常受试者的平均红外光谱随干燥时间的变化

图 5.1　平均红外光谱随干燥时间的变化

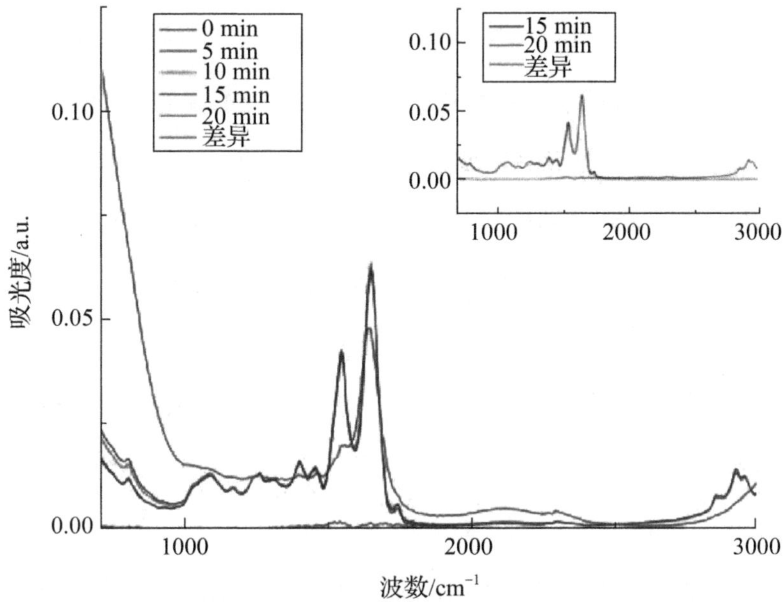

（b）甲状腺功能异常患者的平均红外光谱随干燥时间的变化
（粉红色曲线是甲状腺功能正常受试者对应的15 min光谱和20 min光谱差异）

图 5.1（续）

5.2.2　光谱分析

图 5.2（a）为甲状腺功能异常患者和甲状腺功能正常受试者的归一化平均血清拉曼光谱，图 5.2（b）为甲状腺功能异常患者和甲状腺功能正常受试者的归一化平均血清红外光谱。在图 5.2 中，实线表示平均拉曼光谱，阴影区域表示标准差。由图 5.2（b）可以明显看出，二者光谱的拉曼峰和强度有着一定的差异，但是仅凭人为进行区分，其难度较大，因此需要通过功能优异的统计算法进行特征提取并完成二者分类。二者拉曼光谱图的差异主要体现在数个拉曼峰的对比上，分别位于 880 cm^{-1}、957 cm^{-1}、1003 cm^{-1}、1154 cm^{-1}、1281 cm^{-1}、1448 cm^{-1}、1512 cm^{-1}、1655 cm^{-1} 和 2933 cm^{-1}，其中强度最高的拉曼峰分别为 1003 cm^{-1}、1154 cm^{-1} 和 1512 cm^{-1}。图 5.2（a）表明了甲状腺功能正常受试者在

957 cm^{-1}、1003 cm^{-1}、1154 cm^{-1} 和 1512 cm^{-1} 处的拉曼峰的归一化强度明显高于甲状腺功能异常患者，并且二者有着较大的差异；而在 880 cm^{-1}、1281 cm^{-1} 和 1448 cm^{-1} 处二者的峰值差值没有明显差异。关于红外光谱，红外峰主要在 1080 cm^{-1}、1243 cm^{-1}、1314 cm^{-1}、1400 cm^{-1}、1455 cm^{-1}、1550 cm^{-1}、1647 cm^{-1}、1744 cm^{-1}、2867 cm^{-1}、2931 cm^{-1} 和 2959 cm^{-1} 处，这些峰对应于核酸、蛋白质和脂质等物质。二者红外光谱差异主要在数个红外峰的对比，在 1080 cm^{-1}、1400 cm^{-1} 和 1455 cm^{-1} 谱段附近，甲状腺功能异常患者的光谱强度高于甲状腺功能正常受试者的强度；而在 1243 cm^{-1}、1314 cm^{-1}、1550 cm^{-1}、1744 cm^{-1}、1647 cm^{-1}、2867 cm^{-1}、2931 cm^{-1} 和 2959 cm^{-1} 处，甲状腺功能正常受试者的峰值强度高于甲状腺功能异常患者的光谱强度，特别是在 1550 cm^{-1} 和 1647 cm^{-1}

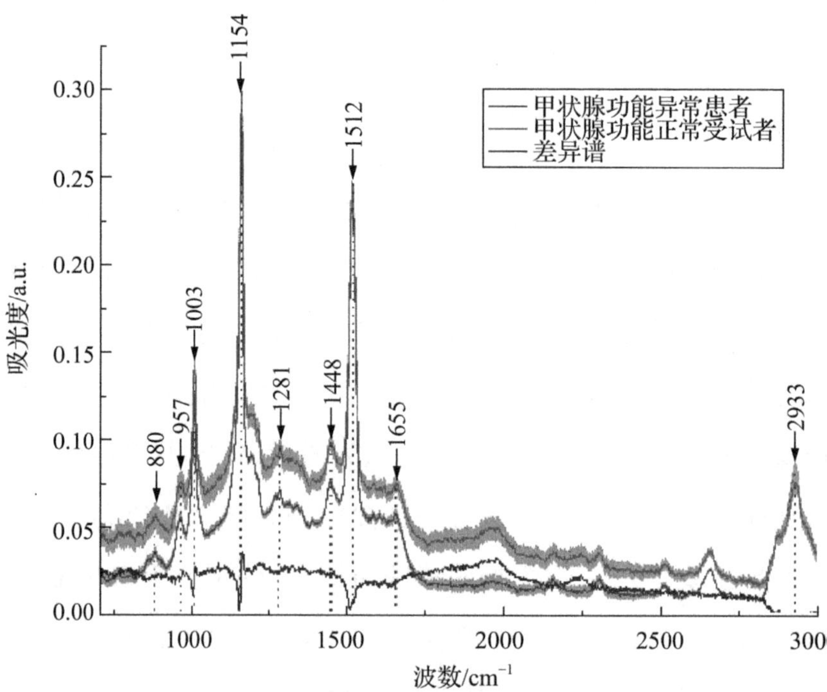

图 5.2（彩图）

（a）甲状腺功能异常患者与甲状腺功能正常受试者的归一化平均血清拉曼光谱

图 5.2　平均拉曼光谱和红外光谱

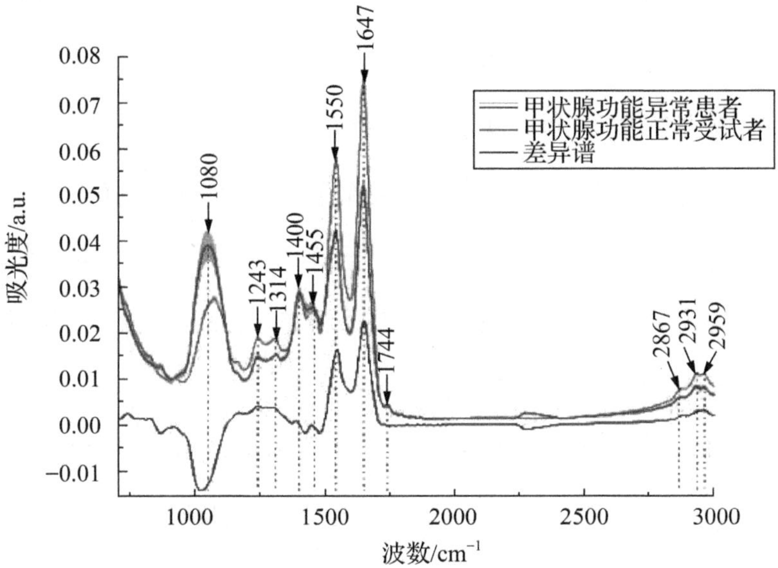

（b）甲状腺功能异常患者与甲状腺功能正常受试者的归一化平均血清红外光谱

图 5.2（续）

处，二者光谱的差异更为突出。这为后续针对光谱进行数据融合提供了更多的光谱数据特征，对识别结果有一定程度的提升。

5.2.3　样本划分

本实验选取 382 个样本中的 267 个样本（128 个甲状腺功能正常受试者和 139 个甲状腺功能异常患者）作为训练集，115 个样本（55 个甲状腺功能正常受试者和 60 个甲状腺功能异常患者）作为测试集，并用 mapminmax 函数将每个光谱归一化到[0,1]。

5.2.4　特征提取与光谱融合

如果直接对光谱数据进行分类，计算量将很大。因此，在本实验中，通过 PCA 分别对训练集和测试集进行特征提取。本实验以累计方差贡献率大于 95%来确定主成分的数量。对于拉曼光谱数据，经 PCA 处理后，训练集前 7 个主成分的累计方差贡献率为 95.820%，如图 5.3（a）所示，故提取训练集和测试集拉曼光谱的前 7 维特征作为光谱融合的输入。同样，对于红外光谱，经 PCA 处理后，训练集前 4 个主成分的累计方差贡献率为 97.138%，如图 5.3（b）所示，因此提取训练集和测试集红外光谱的前 4 维特征作为光谱融合的输入。此外，将训练集和测试集拉曼光谱和红外光谱的前 3 个主成分进行绘图和分析，如图 5.4 所示。散点图中，甲状腺功能正常受试者与甲状腺功能异常患者混杂在一起，难以区分。为了提高分类的准确性，将样本的红外光谱特征与拉曼光谱特征相结合。

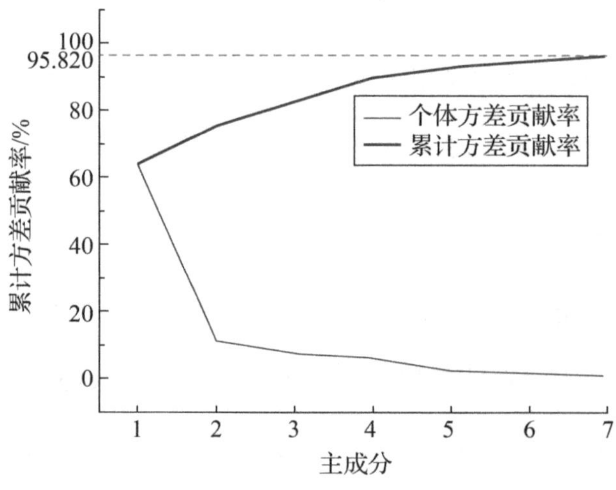

（a）拉曼光谱训练集前7个主成分的累计方差贡献率和个体方差贡献率（7个主成分的累计方差贡献率之和大于95%）

图 5.3　拉曼光谱和红外光谱训练集的 PCA 结果

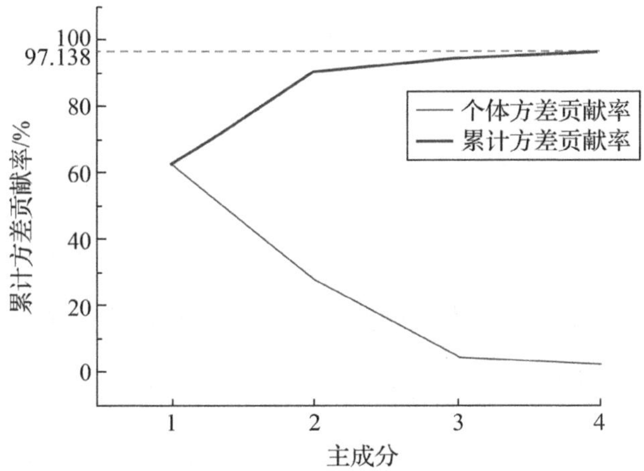

（b）红外光谱训练集前4个主成分的累计方差贡献率
和个体方差贡献率（4个主成分的方差贡献率之和大于95%）

图 5.3（续）

图 5.4（彩图）

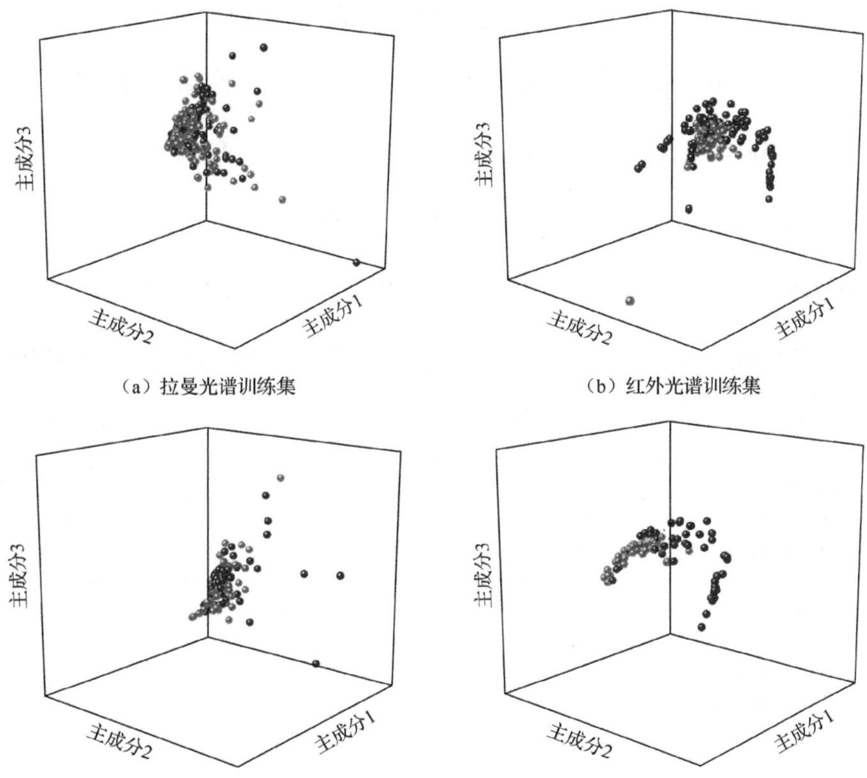

（a）拉曼光谱训练集　　（b）红外光谱训练集

（c）拉曼光谱测试集　　（d）红外光谱测试集

图 5.4　前 3 个主成分的三维散点图
（浅灰色代表健康样本，深灰色代表甲状腺功能异常患者）

5.2.5 算法对比

本实验分别对训练集和测试集的数据进行特征提取和融合，将光谱融合结果与单光谱分类结果进行比较。由于 PSO 算法有着不易陷入局部最小、算法简单、计算量小的优点，因此大大减少了参数优化的时间，不影响分类效果。本实验采用 PSO 算法和网格搜索算法优化惩罚因子 C 和核函数参数 g。为了减少训练 SVM 模型时的过拟合，作者对其进行了 5 折交叉验证。在 GS-SVM 中，惩罚因子 C 和核函数参数 g 的值分别为[2^{-20}，2^{20}]和[2^{-20}，2^{20}]，步长为 0.5。此外，在 PSO-SVM 中，PSO 的参数设置如下：局部搜索能力设置为 1.5，全局搜索能力设置为 1.7，maxgen 为 200，Sizepop 为 20，惩罚因子 C 和核函数参数 g 的值分别为[10^{-1}，10^{2}]和[10^{-2}，10^{3}]。关于核函数的选择，SVM 根据表 5.1～表 5.3 不同核函数的建模结果，选择分类效果最好的 RBF 核函数。

表 5.1　不同核函数的 PSO-SVM 分类结果用于测试集预测（红外光谱数据）

算法	灵敏度/%	特异性/%	准确率/%
Linear-SVM	69.82	81.33	75.83
Polynomial-SVM	70.18	82.00	76.35
RBF-SVM	65.09	82.33	74.09
Sigmoid-SVM	74.91	80.33	77.74

表 5.2　不同核函数的 PSO-SVM 分类结果用于测试集预测（拉曼光谱数据）

算法	灵敏度/%	特异性/%	准确率/%
Linear-SVM	60.00	91.33	76.35
Polynomial-SVM	51.27	91.00	72.00
RBF-SVM	58.18	90.67	75.13
Sigmoid-SVM	50.91	90.00	71.30

表 5.3　不同核函数的 PSO-SVM 分类结果用于测试集预测（光谱融合）

算法	灵敏度/%	特异性/%	准确率/%
Linear-SVM	72.73	91.67	82.61
Polynomial-SVM	73.82	90.00	82.26
RBF-SVM	73.45	91.00	82.61
Sigmoid-SVM	74.18	89.67	82.26

使用 5 种算法模型对拉曼光谱、红外光谱和光谱融合进行诊断，模型结果如表 5.4 所示，测试集（光谱融合）的 PSO-SVM 和 GS-SVM 的准确率较高，分别为 82.61%和 83.48%。在单光谱诊断中，LVQ、BP 和极限学习机（extreme learning machine，ELM）的准确率低于 PSO-SVM 和 GS-SVM。从图 5.5 中可以清楚地看到，PSO-SVM 的时间明显短于 GS-SVM，结合表 5.4 的数据，两种模型的准确率接近。为了进一步验证甲状腺功能异常诊断模型的可靠性，通过 SPSS 绘制了 ROC 曲线进行分析，如图 5.6 所示。从表 5.5 和图 5.5 中可以看出，PSO-SVM 和 GS-SVM 诊断模型的 AUC 准确率均在 80%以上，分别为 85.2%和 88.2%，表明 PSO-SVM 和 GS-SVM 诊断模型对甲状腺功能异常的诊断具有较高的可

靠性。根据先前的分析结果，PSO-SVM 和 GS-SVM 在诊断甲状腺功能异常方面具有优势。此外，表 5.4 的模型结果清楚表明，与仅使用拉曼光谱或红外光谱进行对比，光谱融合可以提高分类精度。

表 5.4　不同分类算法的红外光谱、拉曼光谱和光谱融合结果的准确率比较

算法	准确率/%		
	红外光谱	拉曼光谱	光谱融合
PSO-SVM	74.09	75.13	82.61
LVQ	66.61	54.26	71.13
GS-SVM	80.00	78.26	83.48
BP	52.17	70.95	72.17
ELM	66.61	64.00	72.87

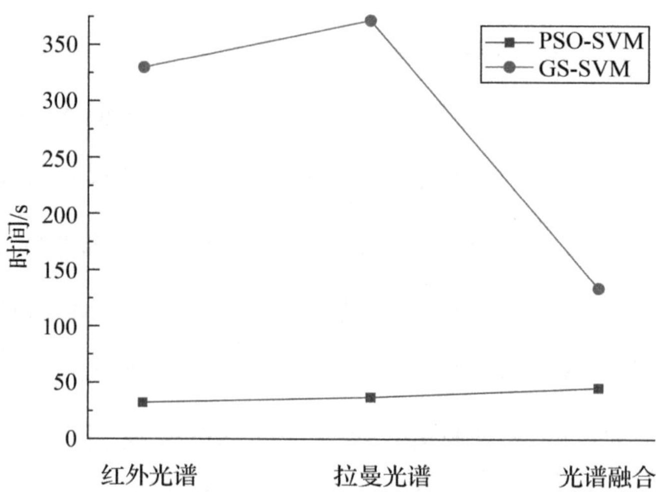

图 5.5　PSO-SVM 和 GS-SVM 模型运行时间

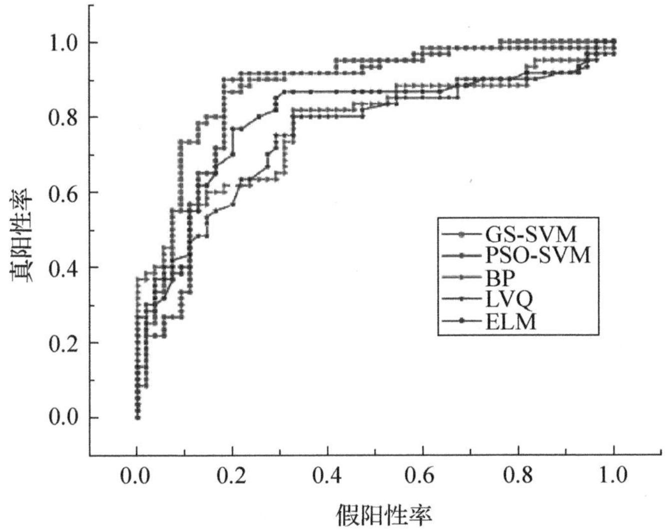

图 5.6（彩图）

图 5.6　分类算法的 ROC 曲线（光谱融合）

表 5.5　5 种分类算法的 AUC（光谱融合）

算法	BP	ELM	LVQ	PSO-SVM	GS-SVM
准确率/%	17.90	79.60	71.20	85.20	88.20

5.2.6　最佳谱段选择

为了便于高效诊断甲状腺功能异常，需要找到灵敏度最高的融合谱段。这里将 700～3000 cm^{-1} 分为 5 段。5 段的光谱数据处理与之前的光谱数据处理流程保持一致。利用 PCA 分别对训练集和测试集的红外光谱和拉曼光谱数据进行特征提取，将训练集的拉曼特征和红外特征拼接在一起，并将测试集的拉曼特征和红外特征拼接在一起。通过 PSO-SVM 和 GS-SVM 构建分类模型，从图 5.7 中可以看出，2000～2500 cm^{-1} 融合谱段比其他融合谱段具有更高的精度。

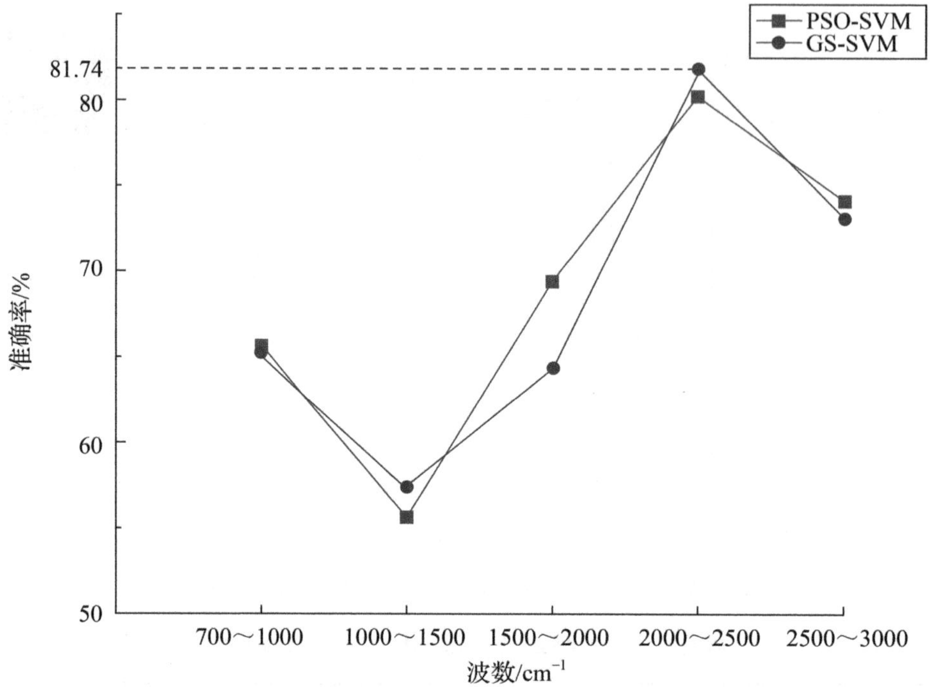

图 5.7 PSO-SVM 和 GS-SVM 融合不同谱段的准确性

5.2.7 讨论与小结

通过实验，可以发现拉曼峰和红外峰是由蛋白质、核酸和脂类等生物分子引起的，强度反映了相应的分子浓度。甲状腺功能异常引起血清成分的变化，最终显示为峰值强度的变化和新的峰值。甲状腺功能异常患者和甲状腺功能正常受试者的血清光谱有相似之处，表明它们具有相似的生物分子，但在特定的峰值强度上有一定的差异。表 5.6 列出了拉曼光谱主要波段的暂定分布。在 1448 cm^{-1}（胶原蛋白和磷脂）和 1655 cm^{-1}（酰胺 I 带）处，甲状腺功能异常患者样本的强度降低。在 880 cm^{-1}（色氨酸）、1003 cm^{-1}（苯丙氨酸）、1154 cm^{-1}（类胡萝卜素）和 1112 cm^{-1}（类胡萝卜素）处，其差异更明显。例如，在 1003 cm^{-1} 处由苯丙氨酸的 C—C

表 5.6　人类血清拉曼光谱主要波段的峰值位置和分布

拉曼位移/cm^{-1}	分子信息
880	色氨酸，δ(ring)
957	类胡萝卜素、胆固醇
1003	苯丙氨酸，ν_s(C—C)
1154	类胡萝卜素，ν(C—C)
1281	核酸
1300～1345	色氨酸、磷脂
1448	胶原蛋白δ(CH_2)和磷脂
1112	类胡萝卜素，ν(C＝C)
1655	酰胺 I 带，ν(C＝O)
2933	CH_2

注：ν 为伸缩振动，δ为弯曲振动，ν_s 为对称延伸。

对称伸展引起的拉曼峰值，苯丙氨酸是人体中一种必需的氨基酸，通过一定的转化可以变为酪氨酸，其中一些酪氨酸被用来合成甲状腺素、色氨酸、类胡萝卜素等生物大分子，在甲状腺功能异常患者体内以上物质的含量有一定程度的下降。在红外光谱中，表 5.7 列出了人类血清红外光谱主要波段的峰值位置和分布，其体现的峰值差异又说明其可能体现出之前拉曼光谱尚未表现的差异，从而发现更多的数据特征，为后面体现数据融合的优势提供了有力的依据。红外光谱 1400 cm^{-1} 和 1455 cm^{-1} 处分别对应氨基酸 COO—伸缩振动和—CH_3 非对称伸缩振动引起的红外峰，甲状腺功能异常患者的峰值强度略微高于正常人的峰值强度；而在 1550 cm^{-1} 和 1647 cm^{-1} 对应的酰胺 II 带和酰胺 I 带，正常人的峰值强度远大于甲状腺功能异常患者的峰值强度，这些差异为后续寻找灵敏度最高的谱段提供了依据。

表 5.7　人类血清红外光谱主要波段的峰值位置和分布

波数/cm^{-1}	分子信息
1080	DNA、RNA(C—O)
1243	核酸，$\nu_{as}(PO^-_2)$
1314	酰胺 III 带
1400	氨基酸，ν(COO—)
1455	$\delta_{as}(CH_3)$
1550	酰胺 II 带，δ(N—H)
1647	酰胺 I 带
1744	脂类，ν(C＝O)
2867	$\nu_s(CH_2)$
2931	$\nu_{as}(CH_2)$
2959	$\nu_s(CH_3)$

注：ν_{as} 为不对称延伸。

拉曼光谱和红外光谱所体现的甲状腺功能异常患者和正常人的不同的光谱差异说明了两类光谱的优势是可以相互补充的，将两类光谱特征进行融合比单一光谱分析具有更多的优势。为了使光谱分析进行快速而广泛的筛选应用，需要通过功能优异的模式识别算法完成分类。本实验通过 PCA 实现了特征提取和光谱数据融合，SVM 对样本进行分类并选择敏感谱段。经过光谱融合，5 个分类器的精度得到了很大的提高。在 PSO-SVM 中，光谱融合的准确率比拉曼光谱高 7.48%，比红外光谱高 8.52%；在 LVQ 中，光谱特征融合的准确率比拉曼光谱高 16.87%，比红外光谱高 4.52%；在 GS-SVM 中，光谱特征融合的准确率比拉曼光谱高 5.22%，比红外光谱高 3.48%；在 BP 中，光谱特征融合的准确率比拉曼光谱高 1.22%，比红外光谱高 20%；在 ELM 中，光谱融合的准确率比拉曼光谱高 8.87%，比红外光谱高 6.26%（表 5.4）。以上结果表明，光谱融合可以明显提高诊断模型的准确率。

综上，最终确定 2000～2500 cm^{-1} 为最敏感的融合谱段，其特异性为 78.18%，灵敏度为 85.00%，准确率为 81.74%。其在保证准确率的同时，大大缩短了样本测试时间和数据处理时间，实现了对甲状腺功能异常的无创、快速、高精度诊断。

在本次针对甲状腺功能异常进行快速诊断研究中，首次提出了利用红外光谱和拉曼光谱各自的优势，将不同特征的光谱数据进行融合，完成对样本的诊断分析。为了尽可能地提高准确率，建立了 5 种数据处理模型。为了进一步提高诊断速率，进行了光谱分段研究，最终确定 2000～2500 cm^{-1} 为灵敏度最高的谱段，在保证诊断准确率的同时大大缩减了诊断时间。考虑到本实验样本量较少的问题，未来将对模型进行双盲检验，对未知样本进行诊断分析，真正意义上推动通过拉曼光谱和红外光谱实时并且快速高效地诊断甲状腺功能异常走向实际应用迈出了关键的一步。针对传统拉曼光谱仪和红外光谱仪的不便，计划将购买新的便携式拉曼光谱仪，以确保诊断的实时性，进一步降低成本。

5.3　基于拉曼光谱和 FTIR 的多层融合技术诊断癌症

5.3.1　血清样本采集

本实验中，癌症患者与对照组（正常人）均于早上采集血清，并保证禁食达 12h，以避免饮食对血清成分造成干扰。一共收集了 45 例正常人的新鲜血液样本、44 例肺癌患者的新鲜血液样本、38 例胶质瘤患者的新鲜血液样本和 37 例食管癌患者的新鲜血液样本。在没有使用任何抗凝剂的情况下，从每例样本中收集了 3 mL 新鲜血液，并将血液样本在 4℃下以 3000 r/min 的速度进行高速离心操作，从而提取出血清样本。将血清放到离心管中，并保存在−80℃的冰箱中。所有血清样本均来自新疆医科大学第一附属医院[124]。

5.3.2 光谱采集与光谱预处理

使用移液枪采集 15 μL 血清样本至贴有锡纸的载玻片上，待其在室温 22℃条件下干燥后，用拉曼光谱仪采集数据。采用德国布鲁克公司生产的共聚焦显微拉曼光谱仪，在 500～2000 cm^{-1} 谱段记录拉曼光谱数据，拉曼光谱维度为 3000。激发波长为 532 nm，发射功率为 20 mW，积分时间为 8 s，积分次数为 3 次。激光束通过 50 倍镜聚焦在样本表面。每个样本在不同的位置记录 5 个光谱，最终一共采集正常人拉曼光谱样本 225 例、肺癌患者拉曼光谱样本 220 例、胶质瘤患者拉曼光谱样本 190 例和食管癌患者拉曼光谱样本 185 例。对原始光谱进行了基线校正处理，使用的是 Bruker OPUS 的拉曼光谱处理软件中的 concave rubberband 校正方法，迭代次数设置为 5，基线点数为 64。4 类样本中红外光谱的采集参数与干燥时间均与 5.2.1 节保持一致，光谱范围变更为 600～4000 cm^{-1}，光谱维度为 882。每个血清样本采集 5 次不同的中红外光谱，最终数据量与拉曼光谱数据量保持一致。4 类血清样本的红外光谱和拉曼光谱如图 5.8 所示。

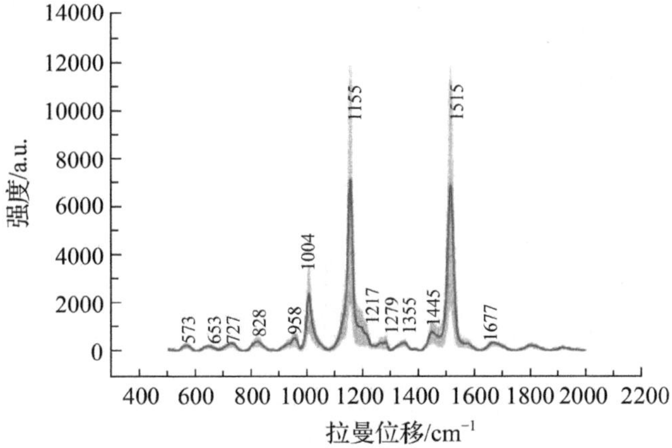

（a）正常人的拉曼光谱

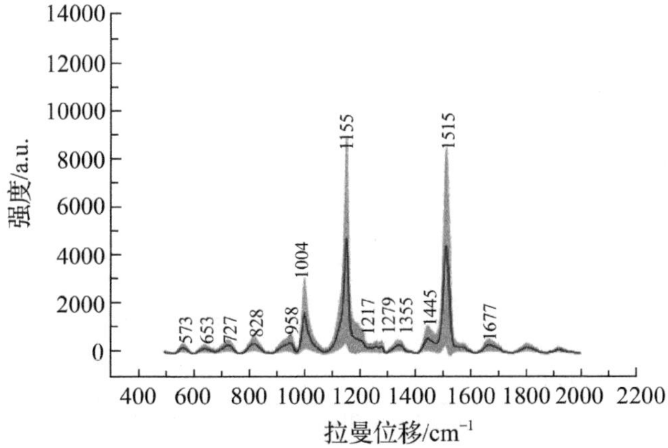

（b）肺癌患者的拉曼光谱

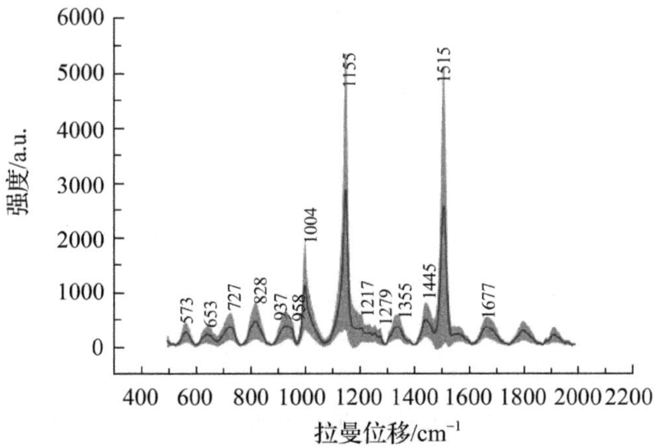

（c）胶质瘤患者的拉曼光谱

图 5.8　正常人、肺癌患者、胶质瘤患者和食管癌患者样本的拉曼光谱和红外光谱

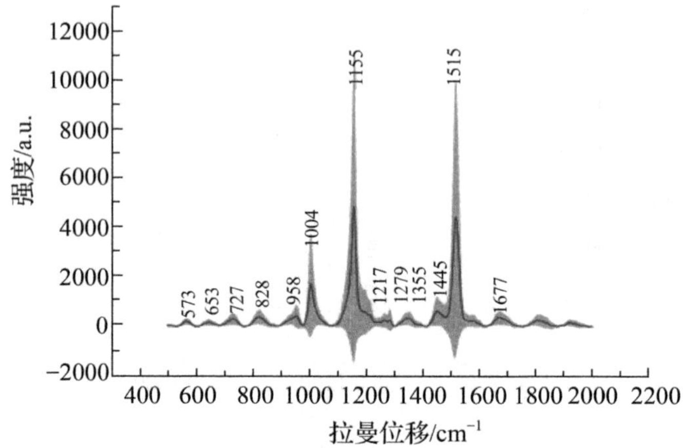

（d）食管癌患者的拉曼光谱

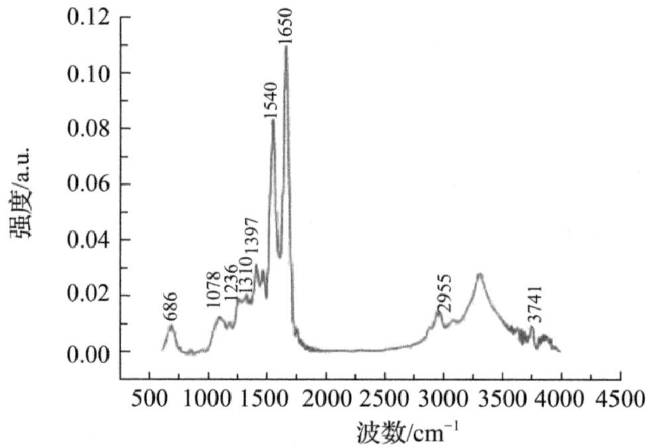

（e）正常人的红外光谱

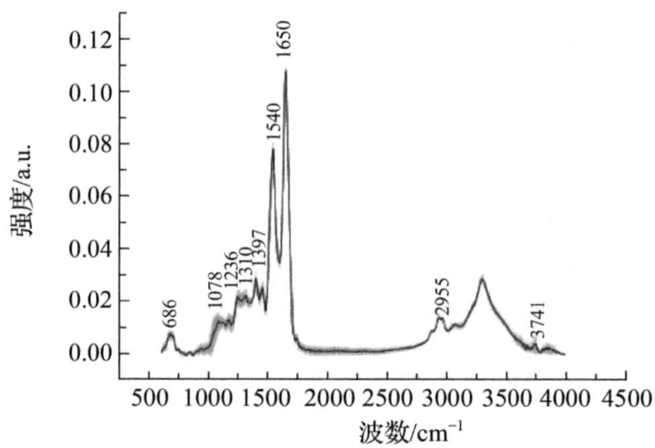

（f）肺癌患者的红外光谱

图 5.8（续）

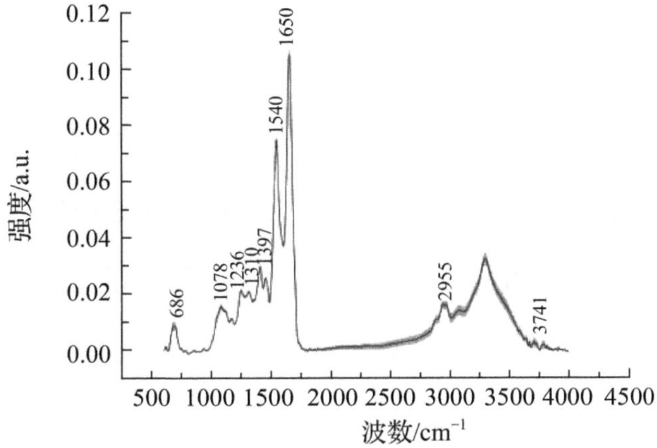

（g）胶质瘤患者的红外光谱

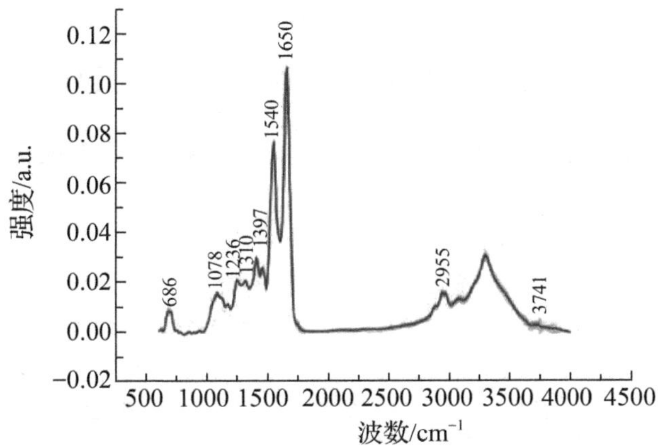

（h）食管癌患者的红外光谱

图 5.8（续）

5.3.3　低层次融合的四分类模型

首先对拉曼光谱数据和红外光谱数据分别进行归一化处理，然后分别将正常人、肺癌患者、胶质瘤患者和食管癌患者归一化后的血清拉曼光谱和中红外光谱进行拼接，最终构成了 225×3882、220×3882、190×3882 和 185×3882 4 个不同类别的光谱数据矩阵。样本划分情况如

表 5.8 所示，通过 PLS 算法的 plsregress 函数分别对训练集和测试集数据进行特征提取，提取可解释的方差百分比之和大于 95%的前 37 维特征，将提取出的特征作为 GS-SVM、多尺度卷积神经网络（multi-scale convolutional neural network，MCNN）和 CNN-LSTM 分类器的输入。此外，关于 GS-SVM 的参数设置如下：惩罚因子 C 和核函数参数 g 的值分别为[2^{-10}，2^{10}]和[2^{-10}，2^{10}]，步长为 0.5，核函数为 RBF，选择 5 折交叉验证作为模型的验证方式。此外，MCNN 一共包含 4 层不同尺度的卷积层以进一步提取数据的局部特征，将其拼接在一起，构建识别率更高的模型。关于 CNN-LSTM 模型，在对数据进行卷积之后，在卷积层后面加了一层 LSTM，有效解决了梯度反传过程中由于逐步缩减而产生的梯度消失问题。MCNN 和 CNN-LSTM 模型结构如图 5.9 所示。

表 5.8　样本划分情况

项目	样本/例			
	正常人	肺癌患者	胶质瘤患者	食管癌患者
训练集	170	165	140	130
测试集	55	55	50	55

5.3.4　特征融合的四分类模型

首先对拉曼光谱数据和红外光谱数据分别进行归一化处理，然后按照表 5.8 将样本划分为训练集和测试集，将血清拉曼光谱和中红外光谱的训练集后的测试集数据分别通过 PLS 算法的 plsregress 函数进

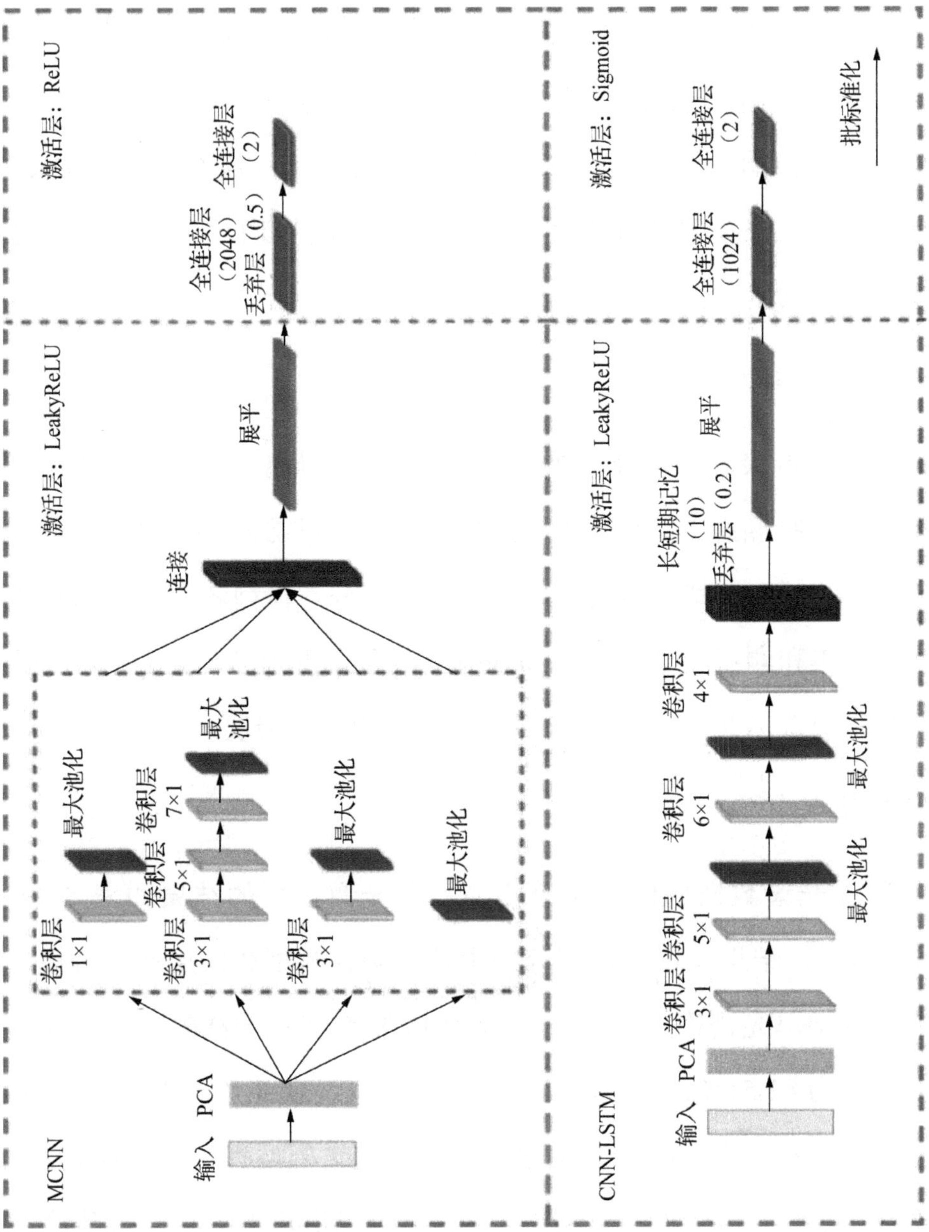

图 5.9　MCNN 和 CNN-LSTM 模型结构

行特征提取，提取可解释的方差百分比之和大于 95%的 PLS 特征。其中，拉曼 PLS 特征提取前 48 维，红外 PLS 特征提取前 6 维，将提取出的特征进行串行融合，构成 605×54 的训练集特征融合矩阵和 215×54 的测试集特征融合矩阵。将特征矩阵作为 GS-SVM、MCNN 和 CNN-LSTM 分类器的输入。其参数与网络结构均与低层次融合数据处理保持一致。

5.3.5　二分类模型

为了进一步探索光谱融合在不同情况下对分类模型的提升效果，分别对正常人与肺癌患者、正常人与胶质瘤患者、正常人与食管癌患者构建低层次融合模型、特征融合模型、拉曼光谱分类模型和红外光谱分类模型，训练集和测试集划分情况与四分类划分情况保持一致。最后，比对各模型的分类效果，评估模型融合后效果的提升情况。

5.3.6　分析与小结

对 4 类光谱数据构建的融合模型与单光谱模型的结果如表 5.9～表 5.11 所示，结果显示，在四分类中特征融合模型和低层次融合模型表现明显强于单光谱模型。其中，CNN-LSTM 在低层次融合中表现最佳，准确率为 82.51%。此外，在二分类的实验（表 5.12～表 5.20）中，特征融合模型和低层次融合模型整体相对单光谱模型有一定的提高，但是在部分实验中，由于红外光谱/拉曼光谱单光谱模型的识别准确率已经达到 100%或者接近 100%，因此融合后模型效果没有明显的提升，部分甚至出现了略微下降。在部分二分类模型中提升不明显的原因很可能是因为部分疾病的单光谱数据已经提供了重要性较大的特征，再加上二分类的分类效果整体较好，过多的特征可能会引入部分冗余数据。未来将进一步优化特征融合方法，保证尽可能提取有效特征的同时，避免对无效信号的引入。本研究是首次基于多光谱学开展多癌症的诊断研究，在此之前国内外开展基于光谱学的多癌症诊断非常少，因为拉曼光谱信号存在不稳定性及血清光谱存在复杂性，本研究从医学诊断的角度通过引入不同层次的特征有效地克服了这些问题，为未来开发无创诊断癌症的新方法提供了一种全新的思路和手段。

表 5.9　GS-SVM 四分类模型分类准确率

模型	总准确率/%	准确率/%			
		正常人	肺癌患者	胶质瘤患者	食管癌患者
拉曼（48 维）	57.21	72.73	52.73	42	60
红外（6 维）	47.44	45.45	43.64	100	5.45
低层次融合（37 维）	**80.00**	90.91	63.64	96	70.91
特征融合（54 维）	72.56	76.36	83.64	84	47.27

表 5.10　MCNN 四分类模型分类准确率

模型	总准确率/%	准确率/%			
		正常人	肺癌患者	胶质瘤患者	食管癌患者
拉曼（48 维）	49.95	71.64	45.45	38	43.63
红外（6 维）	70.05	90.55	61.82	90	39.64
低层次融合（37 维）	76.74	85.82	59.27	82.4	80
特征融合（54 维）	**79.91**	87.27	70.55	88.4	74.18

表 5.11 CNN-LSTM 四分类模型分类准确率

模型	总准确率/%	准确率/%			
		正常人	肺癌患者	胶质瘤患者	食管癌患者
拉曼（48 维）	53.95	68.73	54.91	37.6	53.09
红外（6 维）	73.67	90.91	62.18	93.60	49.82
低层次融合（37 维）	**82.51**	95.27	72.73	98.00	65.45
特征融合（54 维）	79.91	86.18	78.18	94.80	61.82

表 5.12 GS-SVM 正常人-肺癌患者模型分类准确率

模型	总准确率/%	准确率/%	
		正常人（特异性）	肺癌患者（灵敏度）
拉曼（43 维）	98.18	96.36	100
红外（9 维）	100	100	100
低层次融合（41 维）	98.18	96.36	100
特征融合（52 维）	100	100	100

表 5.13 MCNN 正常人-肺癌患者模型分类准确率

模型	总准确率/%	准确率/%	
		正常人（特异性）	肺癌患者（灵敏度）
拉曼（43 维）	96.73	93.45	100
红外（9 维）	97.27	96.36	98.18
低层次融合（41 维）	98	97.09	98.91
特征融合（52 维）	100	100	100

表 5.14　CNN-LSTM 正常人-肺癌患者模型分类准确率

模型	总准确率/%	准确率/%	
		正常人（特异性）	肺癌患者（灵敏度）
拉曼（43 维）	97.45	95.64	99.27
红外（9 维）	97.82	95.64	100
低层次融合（41 维）	97.27	95.64	98.91
特征融合（52 维）	100	100	100

表 5.15　GS-SVM 正常人-胶质瘤患者模型分类准确率

模型	总准确率/%	准确率/%	
		正常人（特异性）	肺癌患者（灵敏度）
拉曼（60 维）	99.62	99.27	100
红外（20 维）	93.90	88.36	100
低层次融合（55 维）	96.76	94.18	99.6
特征融合（80 维）	94.48	92.73	96.4

表 5.16　MCNN 正常人-胶质瘤患者模型分类准确率

模型	总准确率/%	准确率/%	
		正常人（特异性）	肺癌患者（灵敏度）
拉曼（60 维）	95.43	99.27	91.20
红外（20 维）	92.95	86.55	100
低层次融合（55 维）	96.57	94.91	98.40
特征融合（80 维）	98.67	97.45	100

表 5.17 CNN-LSTM 正常人-胶质瘤患者模型分类准确率

模型	总准确率/%	准确率/%	
		正常人（特异性）	肺癌患者（灵敏度）
拉曼（60 维）	99.62	99.27	100
红外（20 维）	93.90	88.36	100
低层次融合（55 维）	96.76	94.18	99.60
特征融合（80 维）	94.48	92.73	96.40

表 5.18 GS-SVM 正常人-食管癌患者模型分类准确率

模型	总准确率/%	准确率/%	
		正常人（特异性）	肺癌患者（灵敏度）
拉曼（62 维）	97.27	94.55	100
红外（5 维）	98.18	100	96.36
低层次融合（50 维）	100	100	100
特征融合（67 维）	100	100	100

表 5.19 MCNN 正常人-食管癌患者模型分类准确率

模型	总准确率/%	准确率/%	
		正常人（特异性）	肺癌患者（灵敏度）
拉曼（62 维）	92.55	86.91	98.18
红外（5 维）	95.09	100	90.18
低层次融合（50 维）	96.36	93.82	98.91
特征融合（67 维）	97.64	95.27	100

表 5.20　CNN-LSTM 正常人–食管癌患者模型分类准确率

模型	总准确率/%	准确率/%	
		正常人（特异性）	肺癌患者（灵敏度）
拉曼（62 维）	94.55	90.91	98.18
红外（5 维）	97.27	100	94.55
低层次融合（50 维）	98.55	97.09	100
特征融合（67 维）	98.36	96.73	100

本 章 小 结

基于红外光谱和拉曼光谱在原理上的互补性及数据融合技术在各个领域被广泛地应用与发展，本章提出了红外光谱与拉曼光谱的融合诊断技术。在甲状腺功能异常和对照组的融合诊断实验中，本章通过实验摸索出了血清红外光谱的最佳测量条件，并将融合后的特征通过PSO-SVM、GS-SVM、BP、LVQ 和 ELM 算法构建诊断模型，最终最高准确率为 80%，并确定了灵敏度最高的谱段，大大提高了光谱测量速度和建模效率。在肺癌患者/胶质瘤患者/食管癌患者/对照组的实验中，本章分别进行了四分类实验和二分类实验。在四分类实验中，低层次融合和特征融合对模型均有明显的提升效果。其中，低层次融合整体表现最好，最佳准确率为 82.51%（CNN-LSTM）。此外，还针对对照组/肺癌患者、对照组/胶质瘤患者、对照组/食管癌患者分别构建了GS-SVM、MCNN 和 CNN-LSTM 模型，准确率提升效果不如四分类模型结果。这主要是由于在二分类实验中，红外/拉曼光谱模型的准确率高达 95%左右，单光谱的特征在一定程度上就足以区分两类不同的样本。例如，在对照组/肺癌患者实验中，红外光谱的 GS-SVM 模型准确率高达 100%，特征融合后的准确率为 100%，说明红外光谱的准确率已经高达 100%，限制了融合技术的提升空间；但是，在其他二分类实验中，低层次融合和特征融合均有一定的提升。以上实验表明光谱融合技术对诊断模型效果的提升非常明显，低层次融合和特征融合均有着相同的表现，这从另一个角度说明了红外光谱和拉曼光谱的互补性。另外，通过在癌症患者中构建的四分类模型和二分类模型，发现光谱融合在更为复杂的模式识别中表现更佳，这也进一步证明了未来多光谱融合技术在医学辅助诊断中的潜力，也为进一步开发多特征融合技术奠定了基础。

第 6 章　基于新型多孔硅-光子晶体 SERS 基底对乳腺癌血清检测

6.1　多孔硅-光子晶体概述

6.1.1　多孔硅-光子晶体的定义

多孔硅（porous silicon，PSi）-光子晶体（photonic crystals，PCs），是通过对多孔硅表面层进行调控，使其在指定空间的指定方向呈现折射率周期性交替变化（这种周期性源于多孔硅内部孔隙率的规律性分布），最终构建形成的一维光子晶体结构。最简单的多孔硅-光子晶体形式是由两个或者两个以上介电常数不同的材料构成的一种周期性交替的非均匀性 PSi 材料。多孔硅-光子晶体的制备比较简单，价格也比较便宜，具有较强的光学稳定性，因此适用于制作生物传感器，备受研究学者的关注[125,126]。

6.1.2　多孔硅-光子晶体技术的应用

近些年，多孔硅-光子晶体（PSi-PCs）技术被广泛应用在各个领域，其作为一种出色的生物传感器，已被用于许多生物分子的光学检测。PSi-PCs 由于其孔隙率的可调性、可控性及其折射率的周期性变化，使其与生物分子可以更好地进行反应，从而可以更好地对生物分子进行光学检测。PSi-PCs 生物传感器能够直接通过肉眼观察到分析物的颜色变化，或通过将分析物置于 PSi-PCs 生物传感器上展示其不同的光学特性，从而体现出 PSi-PCs 更广泛的应用潜力[127,128]。

6.2 实验部分

6.2.1 多孔硅-光子晶体的制备及银纳米颗粒的复合

在多孔硅-光子晶体（PSi-PCs）的制备过程中，使用的材料是电阻率为 0.01～0.02 Ω·cm 的高掺杂 N 型单晶硅片。将单晶硅片切成 2 cm×2 cm 大小，并用丙酮、无水乙醇、去离子水超声清洗 15 min，目的是去除表面的灰尘。将清洗好的单晶硅片用吹风机吹干，并固定在定制好的双槽腐蚀槽中。采用阳极电化学腐蚀的方法，腐蚀液浓度为 $HF : C_2H_5OH = 2 : 5$。在 PSi-PCs 制备过程中，使用的电流密度先大后小，并进行周期性腐蚀，从而形成光子晶体结构。低折射率层使用的电流密度为 100 mA/cm^2，腐蚀时间为 2 s；高折射率层使用的电流密度为 40 mA/cm^2，腐蚀时间为 3 s。两层之间的腐蚀间隔时间为 3 s，PSi-PCs 结构的高低折射率周期共有 15 个。

制备好 PSi-PCs 后，需要在 PSi-PCs 上复合银纳米颗粒。采用浸镀方法在 PSi-PCs 上复合银纳米颗粒，将制备的 PSi-PCs 浸泡在不同浓度的 $AgNO_3$ 溶液中，PSi-PCs 的孔壁上有大量的 Si—H 键，Si—H 具有还原性，利用这一特点将银纳米颗粒附着在 PSi-PCs 上。银纳米颗粒的大小可以通过调节 $AgNO_3$ 溶液的浓度及浸泡时间来调整。本实验选择的 $AgNO_3$ 溶液浓度分别为 0.005 mol/L、0.01 mol/L、0.05 mol/L 和 0.1 mol/L，浸泡时间为 50 s。最后，把制备好的基底切成两部分，一部分用于表征，另一部分用于拉曼光谱检测。图 6.1 为复合 Ag NPs PSi-PCs SERS 基底的制备流程。

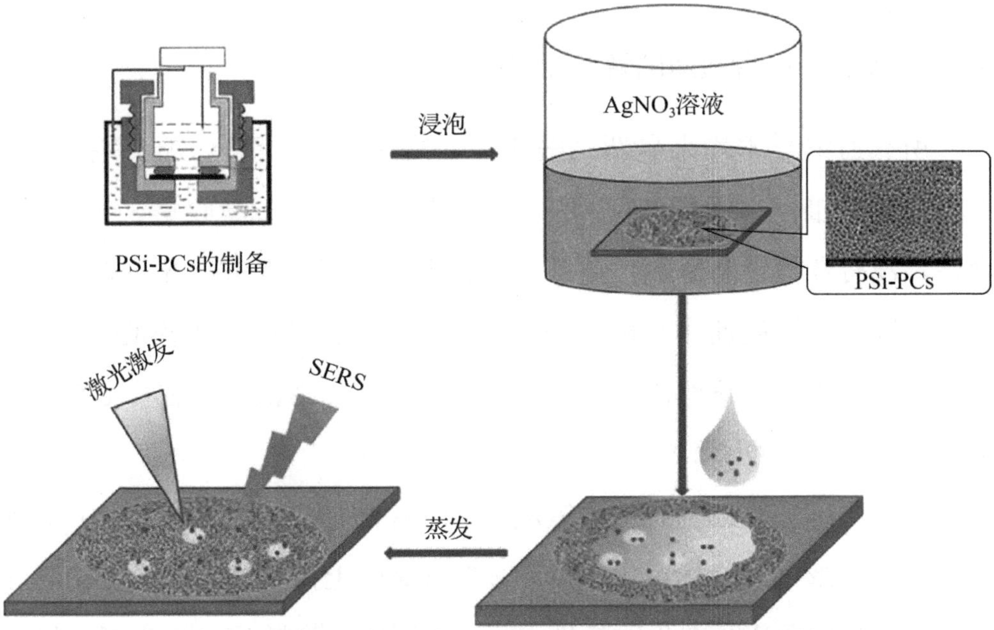

图 6.1　复合 Ag NPs PSi-PCs SERS 基底的制备流程
［PSi-PCs 制备—复合银纳米颗粒—添加 R6G（rhodamine 6G，罗丹明 6G）/ 乳腺癌血清—拉曼光谱的检测］

6.2.2　实验仪器及参数

利用 Labview 8.0 软件（National Instruments，美国）进行数据可视化；单槽腐蚀装置由实验室自行制作；使用场发射电子显微镜（ZEISS SUPRA55 VP，德国）进行样品形貌分析；采用共聚焦拉曼光谱仪（LabRAM HR Evolution RAMAN spectro meter，HORIBA Scientific Ltd，日本）获得样本的拉曼光谱。微型拉曼分光光度计配备制冷型电荷耦合探测器（charge coupled device detector，CCD detector），激光束通过 50 倍物镜指向样品，相同的镜头也被用于收集拉曼信号。本实验使用的拉曼设备激发波长分别为 532 nm 的 Nd:YAG 激光器和 633 nm 的 He-Ne 激光器。实验中检测 R6G 探针用 633 nm 的激发波长完成，而检测乳腺癌血清用 532 nm 的激发波长。

6.2.3 乳腺癌患者血清的稀释及 SERS 检测

所有血清样本均来自新疆医科大学附属肿瘤医院，均已获得伦理委员会的批准，用于研究人所需血清样品。从每位患者收集 3 mL 新鲜血液，没有任何抗凝血剂，并将样品置于 37℃的环境中 1 h，在清洁环境中冷凝。使用高速离心机（4000 r/min）将血液在 4℃下离心 5 min，并提取最高水平的透明液体，从而获得血清。将血清分装在离心管中，并储存在−80℃的冰箱中备用。

为了更好地验证基底的灵敏度，将收集的乳腺癌血清用去离子水按照体积比的形式进行稀释，并将其放在振荡仪上振荡 20 min，使其混合均匀。乳腺癌血清具有生物活性，所以为了防止乳腺癌血清失活，将乳腺癌血清从冷柜里取出，消融后立即稀释，并用移液枪吸 2 μL 滴在制作好的基底上，使其自然干。经多次试验检测，可以知道将其放置 15 min 为最佳 SERS 检测时间。

使用共聚焦拉曼光谱仪采集血清的拉曼光谱数据。所有血清样品的拉曼光谱通过 Ar +激光方法在 600～1800 cm^{-1} 下测量，激发波长为 532 nm，激光功率为 12.5 mW。应用 LabSpec6 软件包进行光谱采集和分析，使用 50 倍物镜在 5 s 内获得光谱数据，使用的物镜具有 0.5 的数值孔径（NA = 0.5）。

6.3 结果与讨论

6.3.1 基底的形貌和结构

图 6.2 为复合 Ag NPs PSi-PCs SERS 基底的表面和截面的 SEM 图

像，新制备的 PSi-PCs 表面形貌如图 6.2（a）所示。从扫描电镜观察可知，PSi-PCs 孔洞分布均匀，孔径大小为 40～70 nm。图 6.2（b）为 PSi-PCs 的截面形态，图像显示为 15 个周期的层状形貌，图中明暗条纹交替，暗条纹为 PSi 的低折射率层，而亮条纹为 PSi 的高折射率层，PSi 的厚度约为 3.8 μm。图 6.2（c）为样品截面形态的局部放大图，这种光子晶体结构的基底有助于待测生物达到更深的层，从而有助于将该基底应用于医学检测当中。图 6.2（d）为浓度为 0.05 mol/L 下得到的 Ag NPs 修饰的 PSi，可以看出，PSi-PCs 样品银纳米颗粒可以更深入地进入光子晶体内部，产生 3D 增强效果。

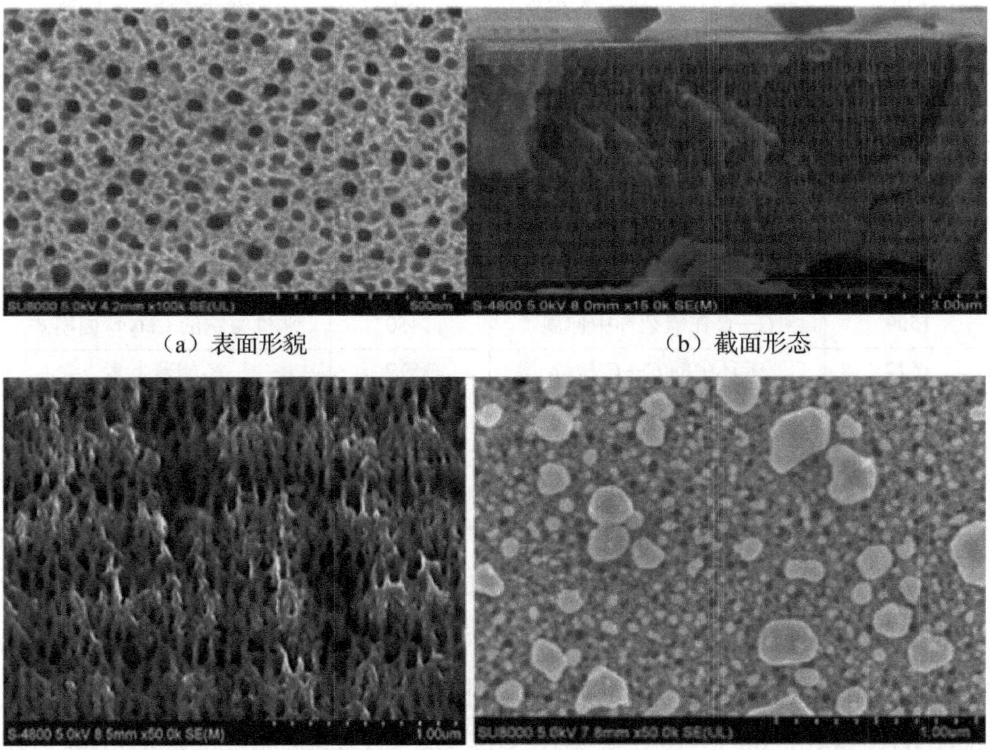

（a）表面形貌　（b）截面形态

（c）截面形态的局部放大图　（d）复合Ag NPs PSi-PCs SERS基底的表面形貌

图 6.2　复合 Ag NPs PSi-PCs SERS 基底的 SEM 图像

6.3.2 对新制备的 SERS 基底的灵敏度进行研究

1. R6G 溶液的浓度对拉曼光谱信号的影响

SERS 技术是现阶段非常受欢迎的一种光谱分析手段，其主要是通过获取探针分子的信息，从而实现待测分子的指纹检测。本章使用 R6G 溶液和乳腺癌（breast cancer，BC）血清作为 SERS 探针来研究新开发的基底，其拉曼光谱中特征峰的振动模的分布如表 6.1 所示。

表 6.1 R6G 溶液和乳腺癌血清拉曼光谱中特征峰的振动模的分布

R6G 溶液		乳腺癌血清	
波数/cm^{-1}	分子信息	波数/cm^{-1}	分子信息[129]
610	C—C 环面内弯曲（蒽/苯环）	852	无安非他命信号区域
771	C—H 平面外弯曲	879	羟脯氨酸、色氨酸
1127	C—H 在氧杂蒽/苯基环中的平面弯曲	960	醌型环面内变形
1189	氧杂蒽环中 C—H 平面弯曲	1005	对称苯环
1314	杂化模式（蒽/苯环和 NHC_2H_5 基）	1157	共轭 55c - c55 的平面内振动
1362	鸟嘌呤（N7、B Z-marker）	1283	胶原含量的差异
1509	C—C 在氧杂环中伸展	1450	恶性组织的 CH_2 弯曲模式
1577	苯环中的 C—C 拉伸	1517	β-胡萝卜素
1596	杂化模式（含 $COOC_2H_5$ 的苯环）	1583	苯丙氨酸的 C＝C 弯曲模式
1649	随机线圈	1654	C＝C 拉伸&酰胺带+标酰胺 I 的组合

评估 SERS 活性基底材料是否为优质的检测基底，最主要的就是研究基底的检测极限，将其作为判别基底的鉴定参数，从而可以分析基底的最低分析浓度底线。为了获得检测极限，将制备的 PSi-PCs 片切片浸泡在 0.05 mol/L 的 $AgNO_3$ 溶液中 50 s。图 6.3 为新型基底对浓度范围在 10^{-13}～10^{-6} mol/L 的 R6G 所展现出的 SERS 光谱特性，从图中可以看出明显的 R6G 拉曼特征峰，峰的相对强度较高，且随着 R6G 浓度的增加，

SERS 信号强度也在不断增强。图 6.3 以 R6G 为拉曼活性探测物（分析物），用拉曼显微装置研究了基底的 SERS 效应。R6G 在 610 cm^{-1}、771 cm^{-1} 和 1189 cm^{-1} 处的特征峰分别与 C—C 环面内弯曲振动、C—H 平面外弯曲振动和 C—C 拉伸振动有关。1362 cm^{-1}、1510 cm^{-1} 和 1649 cm^{-1} 处的谱带通常归属于 R6G 分子的芳香 C—C 伸缩振动，但在 1035 cm^{-1} 和 1465 cm^{-1} 处的甲醇拉曼谱线均不可见。最低检测极限达到 10^{-13} mol/L，由此可以看出 Ag NPs PSi 布拉格（Bragg）反射镜 SERS 基底检测灵敏度非常高。

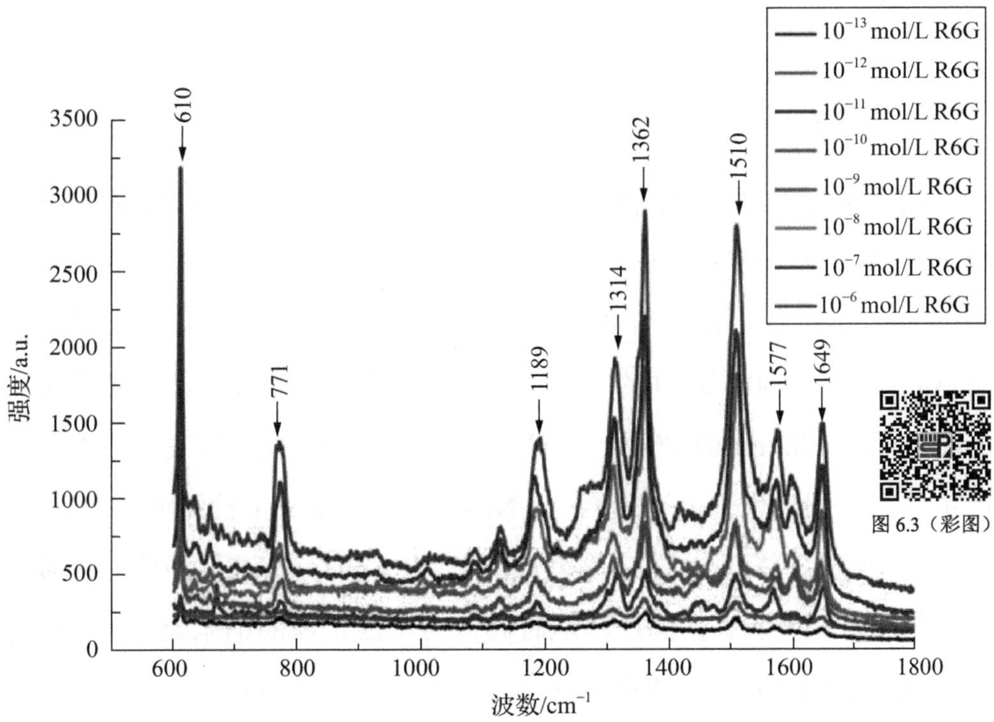

图 6.3（彩图）

图 6.3　R6G 浓度范围为 10^{-13}～10^{-6} mol/L 的 SERS 光谱图

拉曼增强因子计算公式如下：

$$EF = \frac{I_{SERS}/N_{SERS}}{I_{RS}/N_{RS}} \tag{6.1}$$

式中，I 为拉曼散射光谱的强度；N 为在激光激发区域中的 R6G 分子数。对于 PSi 基底，不可能准确地获得激光照射区域内分析物分子的具体数量。因此，式（6.1）不适用于计算复合 Ag NPs PSi-PCs SERS 基底的增强因子。如预期的那样，研究者提出了一种判定 R6G 探测分子在复杂 SERS 基底上拉曼信号增强的方法，即外部放大拉曼效率[130]。此方法是判定复合 Ag NPs PSi-PCs SERS 基底上检测到的最小分析物浓度与在 Si 基板上检测到的最小分析物浓度之间的比例。在平坦的 Si 衬底上，利用浸镀法测得 R6G 最低浓度为 1.0×10^{-2} mol/L 的拉曼光谱，因此拉曼增强因子为 10^{11}。

2. $AgNO_3$ 溶液浓度对拉曼信号的影响

图 6.4 为用复合 Ag NPs PSi-PCs SERS 基底检测 R6G 的浓度为 10^{-6} mol/L 时的 SERS 光谱，$AgNO_3$ 溶液的浓度分别为 0.005 mol/L、0.01 mol/L、0.05 mol/L 和 0.1 mol/L，浸泡时间为 50 s。结果显示，随着 Ag 浓度的增加，R6G 的 SERS 信号强度也随之增加。本次实验选用的激光器为 532 nm 激光器，选择该波长更适合开发的基底与检测分子产生共振，同时也适合在复合 Ag NPs PSi-PCs 基底上检测 R6G 的拉曼信号。通过实验发现，浓度为 0.1mol/L 的 $AgNO_3$ 溶液拉曼信号最强，但是由于浓度太大，在同样浸泡时间内会形成较厚的纳米颗粒层，阻碍了 Si 和 Ag NPs 间的电磁相互作用，不利于生物分子的检测。

3. 多孔硅多层和单层拉曼光谱对比

图 6.5 为复合 Ag NPs 单层 PSi（single layer porous silicon，单层多孔硅）基底与复合 Ag NPs PSi-PCs SERS 基底对 R6G 探针检测的 SERS 信号对比。为了表述简单，将上述两种基底作用下的光谱图分别用单层

PSi 和 PSi-PCs 表示。由图 6.5 可知，当 R6G 浓度为 10^{-6}mol/L 时，PSi-PCs 基底的增强系数提高了 3.22 倍。

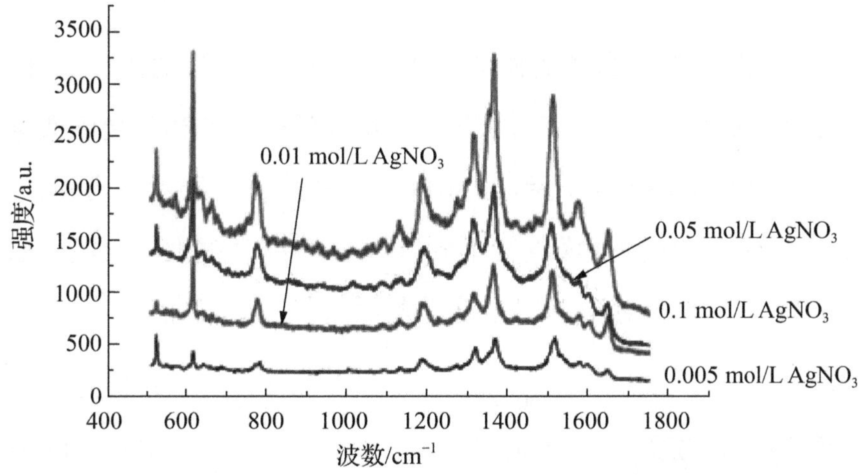

图 6.4　$AgNO_3$ 溶液的浓度分别为 0.005 mol/L、0.01 mol/L、0.05 mol/L、0.1 mol/L 时的拉曼光谱

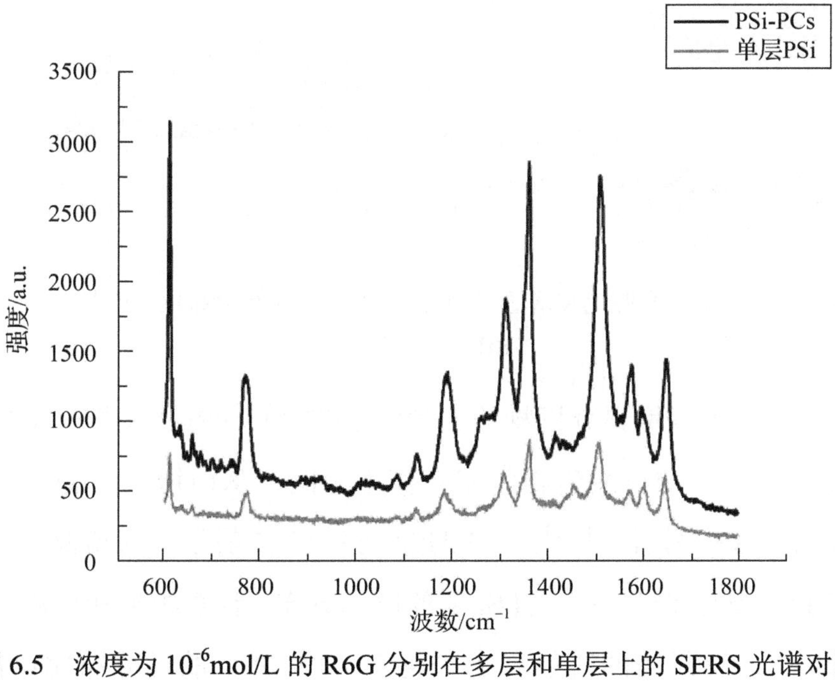

图 6.5　浓度为 10^{-6}mol/L 的 R6G 分别在多层和单层上的 SERS 光谱对比

6.3.3 优化后基底对乳腺癌患者血清检测的 SERS 分析

1. 在不同基底上对乳腺癌患者血清进行 SERS 检测

针对 30 例乳腺癌患者的血清样本，将每个样本分别在单晶硅（Si）、单层 PSi 和 PSi-PCs 上进行三次测试，并对获得的 SERS 光谱数据进行平均处理。结果如图 6.6 所示，PSi-PCs 拉曼散射信号明显增强。另外，选择 1157 cm^{-1} 拉曼特征峰进行不同基底上的数值对比，发现多层多孔硅基底的增强系数相对于单层多孔硅基底提高了 3.17 倍。

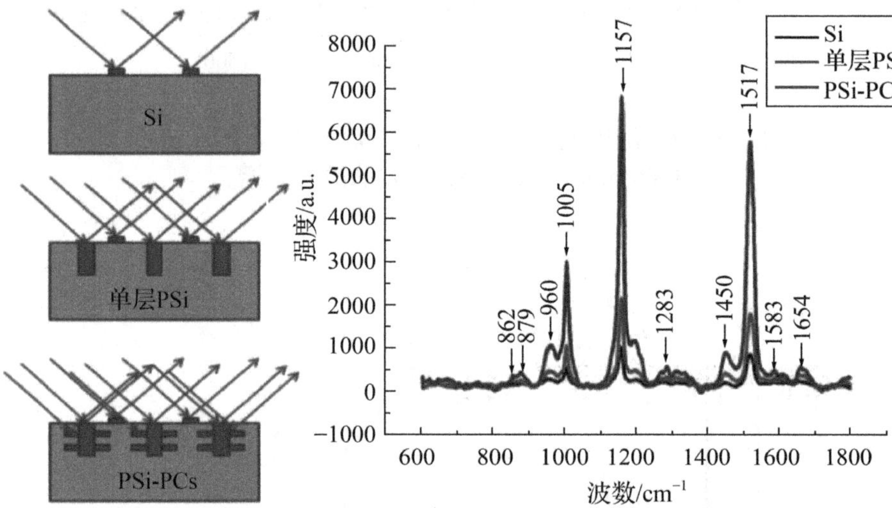

图 6.6 乳腺癌患者血清在 Si、单层 PSi 和 PSi-PCs 中的 SERS 光谱对比图

PSi-PCs 可以增强分析物的 SERS 效应[131]。PSi-PCs 折射率的周期性变化增加了光与待测生物的相互作用时间，从而增大了磁化强度，提高了 SERS 信号强度[132]。研究团队进行了 X 射线衍射检测，并通过理论模拟了单层 PSi 和多层 PSi 上的电场分布。计算模拟和检测结果表明，PSi-PCs 反射谱的衍射峰越来越宽，PSi-PCs 的场分布比单层 PSi

的强[133]。实验和计算模拟证明，增强的电场有利于提高 PSi-PCs 表面的等离子体共振响应，从而增强拉曼光信号。

2. 不同乳腺癌患者血清浓度对 SERS 基底灵敏度的检测

图 6.7 为以不同比例稀释的乳腺癌患者血清的 SERS 光谱，乳腺癌患者血清与去离子水的比例（BRC：DW）分别为 7：1、6：1、5：1、4：1、3：1、2：1、1：1、1：2、1：3、1：4、1：5、1：6、1：7。图 6.7 表明，在所有检测基底样品上都可以实现拉曼增强，并且当乳腺癌患者血清与去离子水比例为 1：2 的情况下依然可以清晰地看到拉曼峰，所以利用银纳米颗粒与 PSi-PCs 合成具有较高的检测灵敏度。图 6.7 可以很好地反映在乳腺癌患者血清浓度较低的情况下，复合 Ag NPs PSi-PCs SERS 基底依然可以很好地对乳腺癌患者血清进行检测，由此可以看出复合 Ag NPs PSi-PCs SERS 基底的检测灵敏度相当高，与单层基底相比提高了 2.11 倍左右。

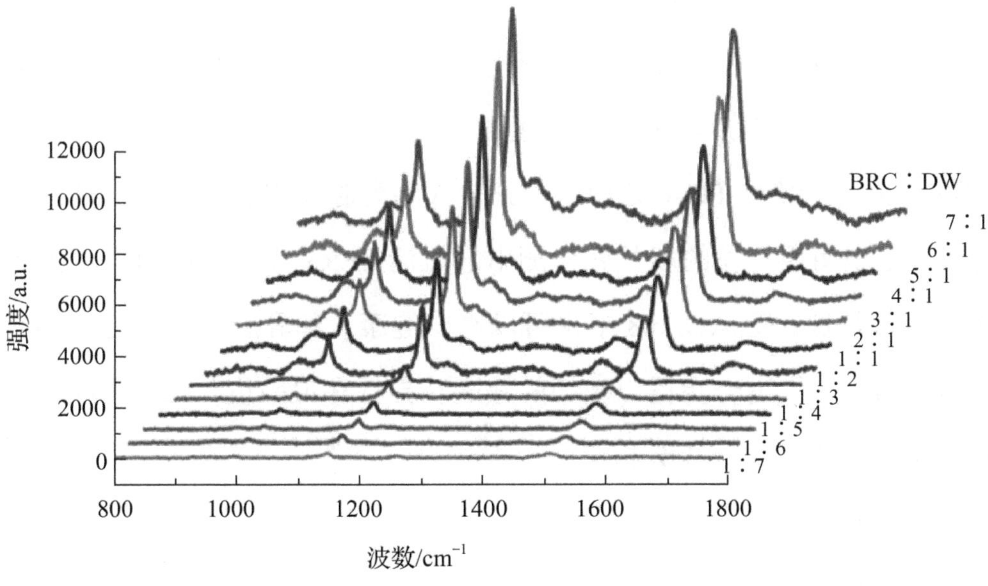

图 6.7　不同比例稀释的乳腺癌患者血清的 SERS 光谱

6.3.4 乳腺癌患者血清 SERS 光谱的统计分析

为了说明利用复合 Ag NPs PSi-PCs SERS 基底增强的血清 SERS 光谱能够区分正常人和乳腺癌患者，将实验测得的 30 例正常人和 30 例癌症患者的血清 SERS 光谱用 PCA-LDA 方法进行统计分析。

针对原始光谱信号，首先用 LabSpec6 软件进行基线校正，并对校正后的 SERS 光谱进行 0～1 的归一化，以减少由于激光功率的波动和实验条件的微小差异带来的对实验结果的影响；接着对 600～1800 cm^{-1} 波数段用 PCA 方法进行降维处理，找出最能反映正常人和癌症患者之间差异的特征光谱，并进行后续判别分析。

选出主成分分析后对方差贡献率最大的前 3 个主成分（PC1、PC2 和 PC3）进行分析。图 6.8（a）～（c）分别为以 PC1、PC2，PC1、PC3 和 PC2、PC3 为横轴和纵轴所作的二维散点分布，图 6.8（d）为以 PC1、PC2 和 PC3 为横轴、纵轴和竖轴所作的三维散点分布图。图 6.8 中，30 个正常人用黑色三角表示，30 个乳腺癌患者用红色三角表示。从图 6.8 中可以看出，经过 PCA 处理后，正常人和乳腺癌患者之间有一定的区分度，这表明用开发的新基底检测出的血清 SERS 光谱来筛查乳腺癌患者具有可行性。但从图 6.8 中也可以看出健康人和乳腺癌患者之间仍有部分重叠，为了进一步得出确切的诊断特异性和灵敏度，还需用线性判别分析方法进行进一步分析。

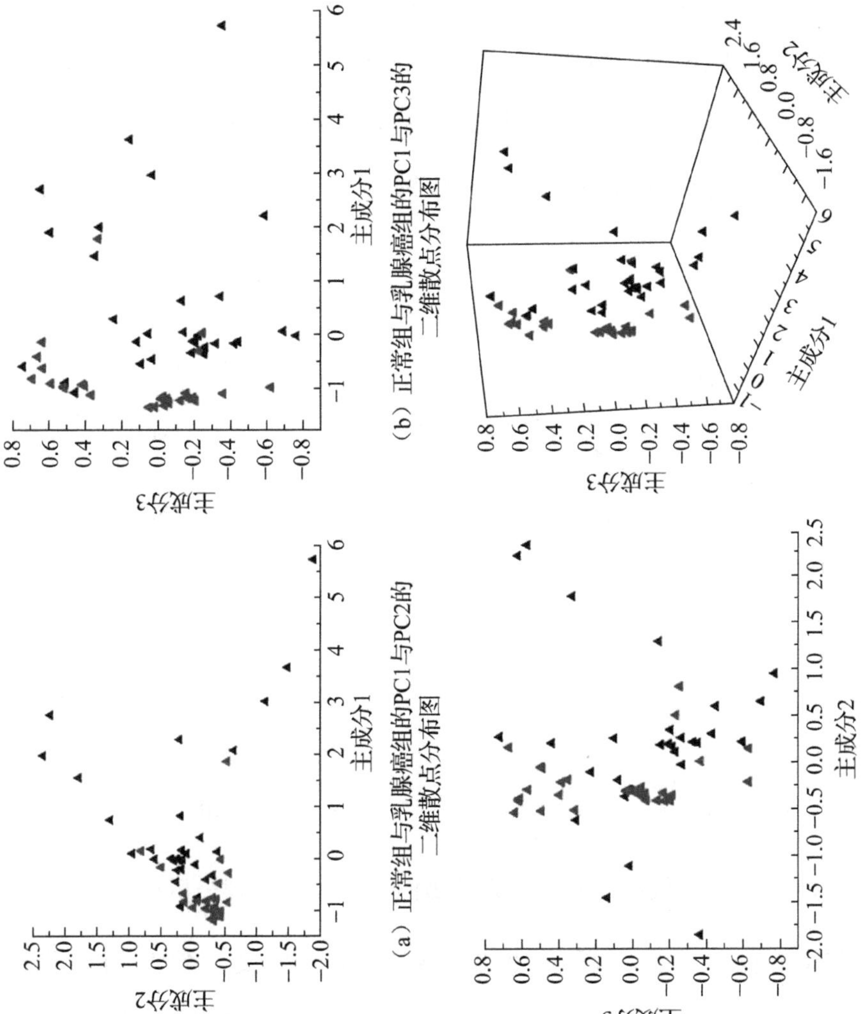

（a）正常组与乳腺癌组的PC1与PC2的二维散点分布图

（b）正常组与乳腺癌组的PC1与PC3的二维散点分布图

（c）正常组与乳腺癌组的PC2与PC3的二维散点分布图

（d）以PC1、PC2和PC3为横轴、纵轴和竖轴所作的三维散点分布图

图 6.8　正常组与乳腺癌组的散点分布图

图 6.8（彩图）

一般情况下，判别分析的准确率会随着降维后的主成分数的增加而有所增加。随着主成分数的增加（从 PC1 到 PC10），累计方差贡献率和线性判别分析准确率如图 6.9 所示。从图 6.9 中可以看出，当选取的主成分数为 8 个时，线性判别分析取得最佳的分类准确率（95%），此时累计方差贡献率为 94.8%。因此，选取前 8 个主成分进行后续的线性判别分析。

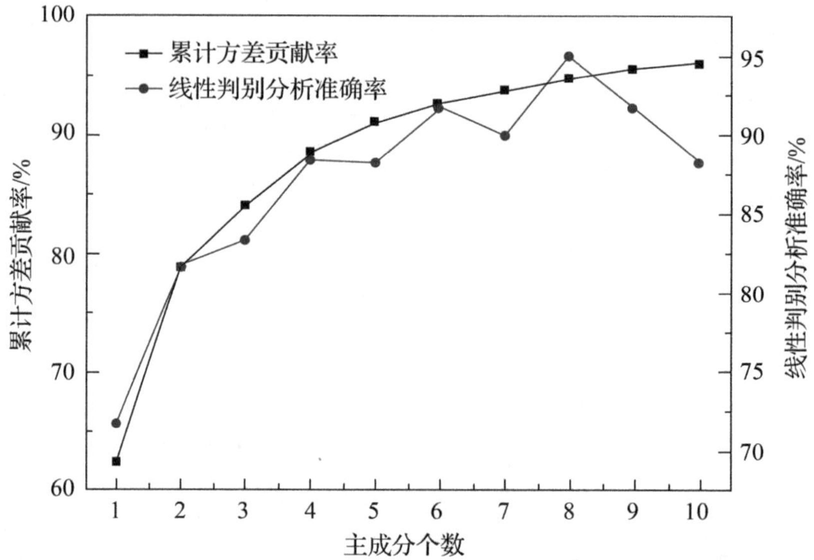

图 6.9　随着主成分数增加的累计方差贡献率和线性判别分析准确率

由于样本量较少，为了获得更加可靠的诊断结果，线性判别分析用了留一交叉验证（leave one out cross validation，LOOCV）方法[134]。表 6.2 为对前 10 个主成分用 LOOCV 线性判别分析方法得到的混淆矩阵，矩阵的每一列代表预测的类别，而每一行代表组织病理学参考类别。从表 6.2 中可以看出，30 例健康人中有 2 例被误诊为乳腺癌（假阳性），30 例乳腺癌患者仅有 1 例被误诊（假阴性）。因此 PCA-LDA 方法的诊断灵敏度为 93.3%，特异性为 96.7%，总准确率为 95%。

表 6.2　混淆矩阵

混淆矩阵		组织病理学分类	
		正常	癌症
预测类别	正常	28	2
	癌症	1	29
交叉验证率/%	正常	93.3	6.7
	癌症	3.3	96.7

本章小结

通过电化学腐蚀及化学还原法，本章实验成功地制备了复合 Ag NPs PSi-PCs SERS 基底材料。SEM 结果表明该基底具有较高的结构均匀性和稳定性，该衬底对浓度为 10^{-13} mol/L 的 R6G 也具有较好的检测效果，拉曼信号强度比单层多孔硅衬底高 3 倍以上。该衬底对乳腺癌患者血清中的生物信号有较强的增强能力。使用该衬底提供的乳腺癌患者血清中的生物信号，同时使用 PCA-LDA 方法进行统计分析。计算结果表明，PCA-LDA 方法的诊断灵敏度为 93.3%，特异性为 96.7%，总准确率达到了 95%。该芯片的设计研发为进一步实现早期癌症的检测奠定了基础。

第 7 章　总结与展望

7.1　总　　结

本书立足于目前前沿的新型光学辅助诊断技术，基于目前在后端数据处理中存在的局限性，以甲状腺功能异常、肺癌、胶质瘤等不同类型的疾病作为研究对象，从光谱信号增强、数据融合、迁移学习等角度出发，设计并发展了改进的机器学习算法、迁移学习决策融合、SERS 技术等多种技术用于疾病诊断。本书主要内容如下。

1）针对包虫病/对照组数据，分别通过 5 种不同的数据预处理算法及 BPNN 和 LVQ 两种分类器构建了 10 种不同的分类模型，结果显示归一化-PCA-BPNN 模型对包虫病的诊断结果最为理想，平均确诊率达到了 92.12%。此外，为了进一步验证机器学习算法应用于光谱疾病数据诊断的可行性，对甲状腺功能异常/对照组建立了 AFUD-SVM、AFSA-SVM 和 GS-SVM 分类模型。实验结果验证了 AFUD 算法在 SVM 超参数优化问题中的可行性，同时也表明了拉曼光谱技术结合 SVM 分类算法在甲状腺功能障碍疾病筛查中的可行性。此外，还通过 SERS 芯片结合统计分析方法开展了甲状腺功能异常/对照组的识别研究。

2）以乙肝、甲状腺功能异常、胶质瘤作为源域构建迁移学习模型，在此基础上以丙肝等不同维度、来自不同光谱仪的拉曼光谱作为目标数据，分别将目标域的数据通过不同的单迁移学习模型训练微调得到单迁移学习模型结果，同时将目标数据在不同迁移学习模型中的类别输出概率作为决策层融合的输入，基于逻辑回归构建融合模型。最终结果显示，丙肝多迁移学习融合模型的准确率整体提升了 2.7%，食管癌多迁移学习融合模型的准确率整体提升了 2.4%，组织宫颈癌模型的准确率整体提升了 1.1%。迁移学习决策层融合模型的准确率出现稳定的提高，说明了确实可以通过迁移学习融合的思路将其他疾病诊断模型所学到的经验应用到新的研究对象中，这为未来基于光学数据构建稳定高效快速的深度学习模型开辟了新的发展思路。

3）根据从 IDC 患者血清中采集的 FTIR 数据建立了 3 种模型，3 种模型都能较准确地预测肿瘤尺寸。与常用的医学影像学方法测量肿瘤尺寸相比，本书定量模型预测的结果与病理肿瘤记录具有更高的相关性，且平均肿瘤预测误差小，当采用 GA-BP-ANN 模型预测最大肿瘤直径时，平均低估不超过 1mm。此外，传统的影像学方法测量肿瘤尺寸不仅存在仪器带来的系统误差，还可能存在由操作人员带来的随机误差。与传统技术相比，红外光谱法测量时间短、自动诊断、操作方便，有望成为一种实时、高效的诊断路线。未来我们将收集更多样本，根据患者年龄、分期来观察预测性能，探究模型的预测效果是否与乳腺癌亚型、分期有关。此外，将进一步扩大所研究的癌症种类，研究分子光谱结合化学计量学方法在其他癌症肿瘤尺寸预测方面的潜力。

4）根据拉曼光谱与红外光谱的互补性，本实验分别以甲状腺功能异常、肺癌、胶质瘤和食管癌为研究对象，分别采集血清拉曼光谱和中红外光谱，对融合后的特征通过 SVM、BPNN、CNN 等算法构建分类模型。在甲状腺功能异常光谱融合诊断模型中，甲状腺功能异常的光谱数据为 199 例，正常对照组样本为 183 例，对两类样本进行预处理及特征提取，将提取出的特征作为模型的输入。其中，PSO-SVM 特征融合的精度比拉曼光谱高 7.48%，比红外光谱高 8.52%；LVQ 特征融合的精度比拉曼光谱高 16.87%，比红外光谱高 4.52%；GS-SVM 特征融合的精度比拉曼光谱高 5.22%，比红外光谱高 3.48%。在多光谱融合模型中，分别采集了 225 例正常人、220 例肺癌患者、190 例胶质瘤患者和 185 例食管癌患者的血清拉曼光谱和中红外光谱，并通过 3 种不同的算法构建分类模型。其中，GS-SVM 特征融合后的模型准确率为 72.6%，低层次融合的准确率为 80%，红外光谱的准确率为 47.4%，拉曼光谱的准确率为 57.2%；MCNN 模型准确率为 79.9%，低层次融合的准确率为 76.7%，红外光谱的准确率为 70%，拉曼光谱的准确率为 50%；CNN-LSTM 特征融合后的模型准确率为 79.9%，低层次融合的准确率为 82.5%，红外光谱的准确率为 73.7%，拉曼光谱为 54%。结果显示，融合后的分类模型相对单光谱模型，整体识别准确率都有明显且稳定的提升。

5）通过制备好的 SERS 基底对乳腺癌患者血清和健康人血清采用滴定法进行拉曼检测，同样也有较强的拉曼信号，并且也出现尖锐的拉曼特征峰，从而可以证明新制备的 PSi-PCs 基底是一种性能较好的通用型拉曼检测基底，可以检测成分较复杂的分子。另外，用该基底检测了 30 例正常人的血清和 30 例乳腺癌患者的血清，用 PCA-LDA 方法对数据进行统计分析。计算分析表明，PCA-LDA 方法的诊断灵敏度为 93.3%，特异性为 96.7%，准确率达到了 95%，证明了该芯片的设计研发为进一步实现早期癌症的检测奠定了坚实基础。

7.2 展　　望

本书作者在光谱数据诊断技术中开展了大量的工作，但目前仍有部分内容尚未涉及。①没有直接对单光谱结合深度学习构建具有良好稳定性的深度网络模型，这需要针对不同类型的光谱特点进行大量的尝试和构思可以完成。②在构建多层次光谱融合模型时在决策层融合表现不佳，这可能与模型复杂度及模型量有关，标签的预测值过少会影响决策层融合预测的权重，部分贡献极大的单模型可能会削弱源网络的性能，最终导致融合效果不佳。此外，根据不同类型的数据构建多通道权重训练的融合模型相对于现有的数据分析模型更加高效。③在构建迁移学习融合模型时，不同类型的疾病涵盖不足，仅包括内分泌疾病、肝病和胶质瘤，这对于想构建包容性强、稳定性好的融合模型还不够，未来会进一步完善这些模型。

参 考 文 献

[1] CHEN C, DU G, TONG D, et al. Exploration research on the fusion of multimodal spectrum technology to improve performance of rapid diagnosis scheme for thyroid dysfunction[J]. Journal of biophotonics, 2020, 13(2): 1-9.

[2] MOTZ J T, GANDHI S J, SCEPANOVIC O R, et al. Real-time Raman system for in vivo disease diagnosis[J]. Journal of biomedical optics, 2005, 10(3): 031113-031117.

[3] RALBOVSKY N M, FITZGERALD G S, MCNAY E C, et al. Towards development of a novel screening method for identifying Alzheimer's disease risk: Raman spectroscopy of blood serum and machine learning[J]. Spectrochimica Acta Part A: Molecular and Biomolecular Spectroscopy, 2021, 254: 119603.

[4] KNEIPP K, WANG Y, KNEIPP H, et al. Single molecule detection using surface-enhanced Raman scattering (SERS)[J]. Physical review letters, 1997, 78(9): 1667.

[5] RYCENGA M, WANG Z, GORDON E, et al. Probing the Photothermal Effect of Gold - Based Nanocages with Surface-Enhanced Raman Scattering (SERS)[J]. Angewandte Chemie International Edition, 2009, 48(52): 9924-9927.

[6] MERCADAL P A, ENCINA E R, VILLA J E, et al. A new figure of merit to assess the SERS enhancement factor of colloidal gold nanoparticle aggregates[J]. The Journal of Physical Chemistry C, 2021, 125(7): 4056-4065.

[7] 李卿，张国平，刘洋．基于 EMD 的拉曼光谱去噪方法研究[J]．光谱学与光谱分析，2009, 29(1): 142-145.

[8] RAMAN C V, KRISHNAN K S. A new type of secondary radiation[J]. Nature, 1928, 121(3048): 501-502.

[9] STAVELEY L A K. The characterization of chemical purity[M]//LONG D A. Raman Spectroscopy. Oxford: Butteruorth Heineman, 1971: 149-161.

[10] HECHT J. Short history of laser development[J]. Optical engineering, 2010, 49(9): 091002-091023.

[11] SMITH E, DENT G. Modern Raman spectroscopy: a practical approach[M]. New Jersey: John Wiley & Sons, 2019.

[12] SHIPP D W, SINJAB F, NOTINGHER I. Raman spectroscopy: techniques and applications in the life sciences[J]. Advances in Optics and Photonics, 2017, 9(2): 315-428.

[13] 高泽红，于晶功，刘福祥，等. 结直肠癌组织中脂类伸缩振动的拉曼光谱[J]. 中国激光，2010(2): 605-608.

[14] SAHU A, DALAL K, NAGLOT S, et al. Serum based diagnosis of asthma using Raman spectroscopy: an early phase pilot study[J]. Plos one, 2013, 8(11): 78921.

[15] QIU S F, HUANG Q T, HUANG L L, et al. Label-free discrimination of different stage nasopharyngeal carcinoma tissue based on Raman spectroscopy[J]. Oncology letters, 2016, 11(4): 2590-2594.

[16] 康竞，罗昱，何剑, et al. 拉曼光谱诊断喉癌的初步探究[J]. Laser & Optoelectronics Progress, 2017, 54(11): 111701.

[17] ALFANO R, TATA D, CORDERO J, et al. Laser induced fluorescence spectroscopy from native cancerous and normal tissue[J]. IEEE Journal of Quantum Electronics, 1984, 20(12): 1507-1511.

[18] MOSIER-BOSS P A. Review of SERS substrates for chemical sensing[J]. Nanomaterials, 2017, 7(6): 142.

[19] ITOH T, PROCHÁZKA M, DONG Z-C, et al. Toward a new era of SERS and TERS at the nanometer scale: From fundamentals to innovative applications[J]. Chemical Reviews, 2023, 123(4): 1552-1634.

[20] WEI D, CHEN S, LIU Q. Review of fluorescence suppression techniques in Raman spectroscopy[J]. Applied Spectroscopy Reviews, 2015, 50(5): 387-406.

[21] LEÓN-BEJARANO M, DORANTES-MÉNDEZ G, RAMÍREZ-ELIAS M, et al. Fluorescence background removal method for biological Raman spectroscopy based on empirical mode decomposition[C]. 2016 38th Annual International Conference of the IEEE Engineering in Medicine and Biology Society (EMBC), Orlando, IEEE, 2016: 3610-3613.

[22] KIEFER W. The Raman effect—a unified treatment of the theory of Raman scattering by molecules[M]. John Wiley & Sons, 2003.

[23] PÉREZ-JIMÉNEZ A I, LYU D, LU Z X, et al. Surface-enhanced Raman spectroscopy: benefits, trade-offs and future developments[J]. Chemical science, 2020, 11(18): 4563-4577.

[24] BAKER M J, HUSSAIN S R, LOVERGNE L, et al. Developing and understanding biofluid vibrational spectroscopy: a critical review[J]. Chemical Society Reviews, 2016, 45(7): 1803-1818.

[25] KONG K, KENDALL C, STONE N, et al. Raman spectroscopy for medical diagnostics—From in-vitro biofluid assays to in-vivo cancer detection[J]. Advanced drug delivery reviews, 2015, 89: 121-134.

[26] KANG Z, LI Y, LIU J, et al. H-CNN combined with tissue Raman spectroscopy for cervical cancer detection[J]. Spectrochimica Acta Part A: Molecular and Biomolecular Spectroscopy, 2023, 291: 122339.

[27] RYZHIKOVA E, RALBOVSKY N M, SIKIRZHYTSKI V, et al. Raman spectroscopy and machine learning for biomedical applications: Alzheimer's disease diagnosis based on the analysis of cerebrospinal fluid[J]. Spectrochimica Acta Part A: Molecular and Biomolecular Spectroscopy, 2021, 248: 119188.

[28] MCMANUS D, SMYTH J. Hydatidosis: changing concepts in epidemiology and speciation[J]. Parasitology Today, 1986, 2(6): 163-168.

[29] MORO P, SCHANTZ P M. Echinococcosis: a review[J]. International journal of Infectious diseases, 2009, 13(2): 125-133.

[30] WHO Informal Working Group. International classification of ultrasound images in cystic echinococcosis for application in clinical and field epidemiological settings[J]. Acta tropica, 2003, 85(2): 253-261.

[31] WU L Z, MU L L, SI M J, et al. Application of Multi-slice computed tomography for the preoperative diagnosis and classification of pulmonary cystic echinococcosis[J]. Pathogens, 2021, 10(3): 353.

[32] LAO X J, HU D F, JI L, et al. Magnetic resonance imaging and next-generation sequencing for the diagnosis of cystic echinococcosis in the intradural spine: a case report[J]. Journal of Medical Case Reports, 2023, 17(1): 466.

[33] SBIHI Y, RMIQUI A, RODRIGUEZ-CABEZAS M N, et al. Comparative sensitivity of six serological tests and diagnostic value of ELISA using purified antigen in hydatidosis[J]. Journal of clinical laboratory analysis, 2001, 15(1): 14-18.

[34] 王立英, 田添, 伍卫平, 等. 人棘球蚴病血清学诊断试剂检测效能评价[J]. 中国人兽共患病学报, 2012, 28(8): 799-801.

[35] 钟洪燕, 杨浩, 舒玲, 等. ELISA 法检测血清包虫 IgG 抗体试剂盒的应用评价[J]. 寄生虫病与感染性疾病, 2014, 12(1): 18-20.

[36] 赵丹, 张生彬, 赵金, 等. 应用合成肽 p176 对肺包虫病血清学诊断效果分析[J]. 中华临床医师杂志, 2015, 9(3): 21-25.

[37] TAMER G S, DUNDAR D, UZUNER H, et al. Evaluation of immunochromatographic test for the detection of antibodies against Echinococcosis granulosus[J]. Medical science monitor: international medical journal of experimental and clinical research, 2015, 21: 1219.

[38] LUO R C, KAY M G. Multisensor integration and fusion in intelligent systems[J]. IEEE Transactions on Systems, Man, and Cybernetics, 1989, 19(5): 901-931.

[39] SMOLINSKA A, ENGEL J, SZYMANSKA E, et al. General framing of low-, mid-, and high-level data fusion with examples in the life sciences[J]. Data Handling in Science and Technology, 2019(31): 51-79.

[40] CHEN T T, MEN J, ZHAO M J, et al. The spectral fusion of laser-induced breakdown spectroscopy (LIBS) and mid-infrared spectroscopy (MIR) coupled with random forest (RF) for the quantitative analysis of soil pH[J]. Journal of Analytical Atomic Spectrometry, 2021, 36(5): 1084-1092.

[41] GHOLIZADEH A, COBLINSKI J A, SABERIOON M, et al. Vis–NIR and XRF data fusion and feature selection to estimate potentially toxic elements in soil[J]. Sensors, 2021, 21(7): 2386.

[42] FEARN T, RICCIOLI C, GARRIDO-VARO A, et al. On the geometry of SNV and MSC[J]. Chemometrics and Intelligent Laboratory Systems, 2009, 96(1): 22-26.

[43] CHINATAMBY P, JEWARATNAM J. A performance comparison study on PM2. 5 prediction at industrial areas using different training algorithms of feedforward-backpropagation neural network (FBNN)[J]. Chemosphere, 2023, 317: 137788.

[44] LANDINI F, PROFANT J, DIEZ M, et al. Bayesian HMM clustering of x-vector sequences (VBx) in speaker diarization: theory, implementation and analysis on standard tasks[J]. Computer Speech & Language, 2022, 71: 101254.

[45] SHI Q, ZHANG H. Fault diagnosis of an autonomous vehicle with an improved SVM algorithm subject to unbalanced datasets[J]. IEEE Transactions on Industrial Electronics, 2020, 68(7): 6248-6256.

[46] DUMITRESCU E, HUÉ S, HURLIN C, et al. Machine learning for credit scoring: Improving logistic regression with non-linear decision-tree effects[J]. European Journal of Operational Research, 2022, 297(3): 1178-1192.

[47] JACKINS V, VIMAL S, KALIAPPAN M, et al. AI-based smart prediction of clinical disease using random forest classifier and Naive Bayes[J]. The Journal of Supercomputing, 2021, 77(5): 5198-5219.

[48] FIGUEIREDO E, BROWNJOHN J. Three decades of statistical pattern recognition paradigm for SHM of bridges[J]. Structural Health Monitoring, 2022, 21(6): 3018-3054.

[49] DHAL P, AZAD C. A comprehensive survey on feature selection in the various fields of machine learning[J]. Applied Intelligence, 2022, 52(4): 4543-4581.

[50] JIAO R, NGUYEN B H, XUE B, et al. A survey on evolutionary multiobjective feature selection in classification: approaches, applications, and challenges[J]. IEEE Transactions on Evolutionary Computation, 2023.

[51] SUN X, LI H. A review: nanofabrication of surface-enhanced Raman spectroscopy (SERS) substrates[J]. Current Nanoscience, 2016, 12(2): 175-183.

[52] HALOUZKA V, HALOUZKOVA B, JIROVSKY D, et al. Copper nanowire coated carbon fibers as efficient substrates for detecting designer drugs using SERS[J]. Talanta, 2017, 165: 384-390.

[53] TIAN D Y, LV G D, ZHAI Z G, et al. Rapid thyroid dysfunction screening based on serum surface-enhanced Raman scattering and multivariate statistical analysis[J]. Laser Physics Letters, 2017, 15(1): 015603.

[54] SONG H T, DONG C, ZHANG X, et al. Rapid identification of papillary thyroid carcinoma and papillary microcarcinoma based on serum Raman spectroscopy combined with machine learning models[J]. Photodiagnosis and Photodynamic Therapy, 2022, 37: 102647.

[55] CHEN X, CHEN C, TIAN X C, et al. DBAN: An improved dual branch attention network combined with serum Raman spectroscopy for diagnosis of diabetic kidney disease[J]. Talanta, 2024, 266: 125052.

[56] ZHENG X X, LV G D, ZHANG Y, et al. Rapid and non-invasive screening of high renin hypertension using Raman spectroscopy and different classification algorithms[J]. Spectrochimica Acta Part A: Molecular and Biomolecular Spectroscopy, 2019, 215: 244-248.

[57] SUN T T, XIE X D, LI H Y, et al. Rapid, noninvasive screening of ocular diseases using tear raman spectroscopy and different classification algorithms[J]. Laser Physics, 2019, 30(1): 015701.

[58] YAN Z W, MA C L, MO J Q, et al. Rapid identification of benign and malignant pancreatic tumors using serum Raman spectroscopy combined with classification algorithms[J]. Optik, 2020, 208: 164473.

[59] ZHENG X X, LV G D, DU G L, et al. Rapid and low-cost detection of thyroid dysfunction using Raman spectroscopy and an improved support vector machine[J]. IEEE Photonics Journal, 2018, 10(6): 1-12.

[60] 奉国和. SVM 分类核函数及参数选择比较[J]. 计算机工程与应用, 2011, 47(3): 123-124.

[61] SHALEV-SHWARTZ S, BEN-DAVID S. Understanding machine learning: From theory to algorithms[M]. Cambridge: Cambridge university press, 2014.

[62] HUANG W C, LIU H Y, ZHANG Y, et al. Railway dangerous goods transportation system risk identification: Comparisons among SVM, PSO-SVM, GA-SVM and GS-SVM[J]. Applied Soft Computing, 2021, 109: 107541.

[63] SYARIF I, PRUGEL-BENNETT A, WILLS G. SVM parameter optimization using grid search and genetic algorithm to improve classification performance[J]. TELKOMNIKA (Telecommunication Computing Electronics and Control), 2016, 14(4): 1502-1509.

[64] 李晓磊, 邵之江, 钱积新. 一种基于动物自治体的寻优模式: 鱼群算法[J]. 系统工程理论与实践, 2002, 22(11): 32-38.

[65] SHEN W, GUO X P, WU C, et al. Forecasting stock indices using radial basis function neural networks optimized by artificial fish swarm algorithm[J]. Knowledge-Based Systems, 2011, 24(3): 378-385.

[66] NESHAT M, SEPIDNAM G, SARGOLZAEI M, et al. Artificial fish swarm algorithm: a survey of the state-of-the-art, hybridization, combinatorial and indicative applications[J]. Artificial intelligence review, 2014, 42(4): 965-997.

[67] FANG K-T, LIN D K J, WINKER P, et al. Uniform design: theory and application[J]. Technometrics, 2000, 42(3): 237-248.

[68] CARMICHEAL J, HAYASHI C, HUANG X, et al. Label-free characterization of exosome via surface enhanced Raman spectroscopy for the early detection of pancreatic cancer[J]. Nanomedicine: Nanotechnology, Biology and Medicine, 2019, 16: 88-96.

[69] WU Q, QIU S F, YU Y, et al. Assessment of the radiotherapy effect for nasopharyngeal cancer using plasma surface-enhanced Raman spectroscopy technology[J]. Biomedical Optics Express, 2018, 9(7): 3413-3423.

[70] 曾琦, 刘瑞, 王楠, 等. 拉曼光谱技术在医学检验领域中的研究进展 (特邀)[J]. 光子学报, 2021, 50(10): 1017002.

[71] WANG S T, LIU S Y, ZHANG J K, et al. A new method of diesel fuel brands identification: SMOTE oversampling combined with XGBoost ensemble learning[J]. Fuel, 2020, 282: 118848.

[72] KRIZHEVSKY A, SUTSKEVER I, HINTON G E. ImageNet classification with deep convolutional neural networks[J]. Commun ACM, 2017, 60(6): 84-90.

[73] SZEGEDY C, LIU W, JIA Y Q, et al. Going deeper with convolutions[C]//IEEE. 2015 IEEE conference on computer vision and pattern recognition: Boston: IEEE, 2015: 1-9.

[74] HE K M, ZHANG X Y, REN S Q, et al. Deep residual learning for image recognition[C]//IEEE. 2016 IEEE conference on computer vision and pattern recognition: Las Vegas: IEEE, 2016: 770-778.

[75] 庄福振, 罗平, 何清, 等. 迁移学习研究进展[J]. 软件学报, 2014, 26(1): 26-39.

[76] LU H N, ARSHAD M, THORNTON A, et al. A mathematical-descriptor of tumor-mesoscopic-structure from computed-tomography images annotates prognostic-and molecular-phenotypes of epithelial ovarian cancer[J]. Nature communications, 2019, 10(1): 764.

[77] BERNICO M. Deep Learning Quick Reference: Useful hacks for training and optimizing deep neural networks with TensorFlow and Keras[M]. Birmingham: Packt Publishing, 2018.

[78] TIAN XUE CONG, CHEN CHEN, CHEN CHENG, et al. Application of Raman spectroscopy technology based on deep learning algorithm in the rapid diagnosis of glioma[J]. Journal of Raman Spectroscopy, 2022, 53(4): 735-745.

[79] CHEN T J, BAEK S-J. Library-Based Raman Spectral Identification Using Multi-Input Hybrid ResNet[J]. ACS omega, 2023, 8(40): 37482-37489.

[80] QI Y F, LIU Y H, LUO J B. Recent application of Raman spectroscopy in tumor diagnosis: from conventional methods to artificial intelligence fusion[J]. PhotoniX, 2023, 4(1): 22.

[81] KATAINEN E, ELOMAA M, LAAKKONEN U M, et al. Quantification of the amphetamine content in seized street samples by Raman spectroscopy[J]. Journal of forensic sciences, 2007, 52(1): 88-92.

[82] 马丹英, 赵远, 尚林伟, 等. 拉曼光谱用于关节软骨和骨关节炎的研究进展[J]. 光谱学与光谱分析, 2020, 40(7): 2029-2034.

[83] SHIN H K, OH S H, HONG S W, et al. Early-stage lung cancer diagnosis by deep learning-based spectroscopic analysis of circulating exosomes[J]. ACS nano, 2020, 14(5): 5435-5444.

[84] CHENG H, XU C L, ZHANG D, et al. Multiclass identification of hepatitis C based on serum Raman spectroscopy[J]. Photodiagnosis and Photodynamic Therapy, 2020, 30: 101735.

[85] LANG N, ZHANG Y, ZHANG E L, et al. Differentiation of spinal metastases originated from lung and other cancers using radiomics and deep learning based on DCE-MRI[J]. Magnetic resonance imaging, 2019, 64: 4-12.

[86] VIDAL P L, DE MOURA J, NOVO J, et al. Multi-stage transfer learning for lung segmentation using portable X-ray devices for patients with COVID-19[J]. Expert Systems with Applications, 2021, 173: 114677.

[87] ASWIGA R V, AISHWARYA R, SHANTHI A P. Multistage transfer learning technique for classifying rare medical datasets[J]. Journal of Ambient Intelligence and Humanized Computing, 2021: 1-11.

[88] ASWIGA R V, SHANTHI A P. A multilevel transfer learning technique and LSTM framework for generating medical captions for limited CT and DBT images[J]. Journal of digital imaging, 2022, 35(3): 564-580.

[89] CHEN C, MA Y H, ZHU M, et al. A new method for Raman spectral analysis: Decision fusion-based transfer learning model[J]. Journal of Raman Spectroscopy, 2023, 54(3): 314-323.

[90] THOMASSIN-NAGGARA I, SILES P, TROP I, et al. How to measure breast cancer tumoral size at MR imaging?[J]. European Journal of Radiology, 2013, 82(12): e790-e800.

[91] LEDDY R, IRSHAD A, METCALFE A, et al. Comparative accuracy of preoperative tumor size assessment on mammography, sonography, and MRI: Is the accuracy affected by breast density or cancer subtype?[J]. Journal of Clinical Ultrasound, 2016, 44(1): 17-25.

[92] FORNAGE B D, TOUBAS O, MOREL M. Clinical, mammographic, and sonographic determination of preoperative breast cancer size[J]. Cancer, 1987, 60(4): 765-771.

[93] HARALDSDÓTTIR K H, JÓNSSON Þ, HALLDÓRSDÓTTIR A B, et al. Tumor size of invasive breast cancer on magnetic resonance imaging and conventional imaging(mammogram/ultrasound): comparison with pathological size and clinical implications[J]. Scandinavian Journal of Surgery, 2017, 106(1): 68-73.

[94] WEBER J J, BELLIN L S, MILBOURN D E, et al. Selective preoperative magnetic resonance imaging in women with breast cancer: no reduction in the reoperation rate[J]. Archives of Surgery, 2012, 147(9): 834-839.

[95] DUMMIN L J, COX M, PLANT L. Prediction of breast tumor size by mammography and sonography—a breast screen experience[J]. The Breast, 2007, 16(1): 38-46.

[96] GONZÁLEZ-SISTAL A, SANCHEZ A B, DEL RIO M C, et al. Association between tumor size and immunohistochemical expression of Ki-67, p53 and BCL2 in a node-negative breast cancer population selected from a breast cancer screening program[J]. Anticancer Research, 2014, 34(1): 269-273.

[97] BUNACIU A A, HOANG V D, ABOUL-ENEIN H Y. Applications of FT-IR spectrophotometry in cancer diagnostics[J]. Critical reviews in analytical chemistry, 2015, 45(2): 156-165.

[98] KOCHAN K, MASLAK E, CHLOPICKI S, et al. FT-IR imaging for quantitative determination of liver fat content in non-alcoholic fatty liver[J]. Analyst, 2015, 140(15): 4997-5002.

[99] ELMI F, MOVAGHAR A F, ELMI M M, et al. Application of FT-IR spectroscopy on breast cancer serum analysis[J]. Spectrochimica Acta Part A: Molecular and Biomolecular Spectroscopy, 2017, 187: 87-91.

[100] LIU K-Z, SHAW R A, MAN A, et al. Reagent-free, simultaneous determination of serum cholesterol in HDL and LDL by infrared spectroscopy[J]. Clinical chemistry, 2002, 48(3): 499-506.

[101] CHEN H, SONG Q, SHI K, et al. Multidimensional scaling linear regression applied to FTIR spectral quantitative analysis of clinical parameters of human blood serum[J]. Guang pu xue yu Guang pu fen xi= Guang pu, 2015, 35(4): 914-918.

[102] CHU X L. Progress and application of spectral data pretreatment and wavelength selection method in NIR analytical technique[J]. Progress in chemistry, 2004, 16(4): 528.

[103] LAGHI L, VERSARI A, PARPINELLO G P, et al. FTIR spectroscopy and direct orthogonal signal correction preprocessing applied to selected phenolic compounds in red wines[J]. Food Analytical Methods, 2011, 4: 619-625.

[104] BARMPALEXIS P, KARAGIANNI A, NIKOLAKAKIS I, et al. Artificial neural networks (ANNs) and partial least squares (PLS) regression in the quantitative analysis of cocrystal formulations by Raman and ATR-FTIR spectroscopy[J]. Journal of pharmaceutical and biomedical analysis, 2018, 158: 214-224.

[105] LI Y J, TANG X J, LIU J H. Application of direct orthogonal signal correction algorithm in multi-component alkane quantitative analysis[J]. Spectroscopy and Spectral Analysis, 2012, 32(4): 1038-1042.

[106] ZHU X L. Molecular Spectroscopy Analytical Technology Combined with Chemometrics and Its Application[M]. 北京：化学工业出版社, 2011.

[107] LIU J, CHENG H, LV X Y, et al. Use of FT-IR spectroscopy combined with SVM as a screening tool to identify invasive ductal carcinoma in breast cancer[J]. Optik, 2020, 204: 164225.

[108] ZHU Z M, CHEN C, CHEN C, et al. Prediction of tumor size in patients with invasive ductal carcinoma using FT-IR spectroscopy combined with chemometrics: a preliminary study[J]. Analytical and bioanalytical chemistry, 2021, 413(12): 3209-3222.

[109] ZHU C H, ZHANG J J, LIU Y, et al. Comparison of GA-BP and PSO-BP neural network models with initial BP model for rainfall-induced landslides risk assessment in regional scale: a case study in Sichuan, China[J]. Natural Hazards, 2020, 100(1): 173-204.

[110] MOHAMAD E T, ARMAGHANI D J, Momeni E, et al. Rock strength estimation: a PSO-based BP approach[J]. Neural Computing and Applications, 2018, 30: 1635-1646.

[111] CUESTA A B C, RÍOS M D M, MESEGUER M R N, et al. Accuracy of tumor size measurements performed by magnetic resonance, ultrasound and mammography, and their correlation with pathological size in primary breast cancer[J]. Cirugía Española(English Edition), 2019, 97(7): 391-396.

[112] RAMIREZ S I, SCHOLLE M, BUCKMASTER J, et al. Assessment of the accuracy of ultrasound compared to magnetic resonance imaging in the ability to detect metastatic breast cancer to the axilla[J]. Surgical Techniques Development, 2012, 2(1): e4.

[113] LUPARIA A, MARISCOTTI G, DURANDO M, et al. Accuracy of tumour size assessment in the preoperative staging of breast cancer: comparison of digital mammography, tomosynthesis, ultrasound and MRI[J]. La radiologia medica, 2013, 118(7): 1119-1136.

[114] GRUBER I V, RUECKERT M, KAGAN K O, et al. Measurement of tumour size with mammography, sonography and magnetic resonance imaging as compared to histological tumour size in primary breast cancer[J]. BMC cancer, 2013, 13: 1-8.

[115] LEDDY R, IRSHAD A, LEWIS M, et al. 2081562 Accuracy of Pre-Operative Tumor Size Assessment on Mammography(MM), Ultrasound(US) And MRI: Is the Accuracy Affected by Breast Density or Tumor Type?[J]. Ultrasound in Medicine and Biology, 2015, 41(4): S48.

[116] AFROZE J D, ABDEN M J, ALAM M S, et al. Development of functionalized carbon nanotube reinforced hydroxyapatite magnetic nanocomposites[J]. Materials Letters, 2016, 169: 24-27.

[117] CORTADELLAS T, ARGACHA P, ACOSTA J, et al. Estimation of tumor size in breast cancer comparing clinical examination, mammography, ultrasound and MRI—correlation with the pathological analysis of the surgical specimen[J]. Gland surgery, 2017, 6(4): 330.

[118] ANGULO P M A, CASTELLANO C R, CASADO M S, et al. Preoperative breast cancer tumor size assessment. Comparison of mammography, tomosynthesis, ultrasound and magnetic resonance imaging in a multidiscliplinary breast center[C]. European Congress of Radiology-ECR 2017, 2017.

[119] STRENG M, IGNATOV A, REINISCH M, et al. A comparison of tumour size measurements with palpation, ultrasound and mammography in male breast cancer: first results of the prospective register study[J]. Journal of cancer research and clinical oncology, 2018, 144: 381-387.

[120] TAO Q, YAN W, WANG Y, et al. Deep learning-based method for fully automatic quantification of left ventricle function from cine MR images: a multivendor, multicenter study[J]. Radiology, 2019, 290(1): 81-88.

[121] SRIVASTAVA S, SOMAN S, RAI A, et al. Deep learning for health informatics: Recent trends and future directions[C]//2017 International Conference on Advances in Computing, Communications and Informatics(ICACCI), 2017: 1665-1670.

[122] SILVESTRI M, BERTACCHINI L, DURANTE C, et al. Application of data fusion techniques to direct geographical traceability indicators[J]. Analytica chimica acta, 2013, 769: 1-9.

[123] LI Y, WANG Y. Differentiation and comparison of Wolfiporia cocos raw materials based on multi-spectral information fusion and chemometric methods[J]. Scientific Reports, 2018, 8(1): 13043.

[124] LENG H, CHEN C, CHEN C, et al. Raman spectroscopy and FTIR spectroscopy fusion technology combined with deep learning: A novel cancer prediction method[J]. Spectrochimica Acta Part A: Molecular and Biomolecular Spectroscopy, 2023, 285: 121839.

[125] PAVESI L, GABURRO Z, DAL NEGRO L, et al. Nanostructured silicon as a photonic material[J]. Optics and lasers in engineering, 2003, 39(3): 345-368.

[126] PRADEEP J A, GOGOI P, AGARWAL P. Single and multilayer porous silicon structures for photonic applications[J]. Journal of non-crystalline solids, 2008, 354(19-25): 2544-2547.

[127] CASTELEIRO C, GOMES H L, STALLINGA P, et al. Study of trap states in zinc oxide(ZnO) thin films for electronic applications[J]. Journal of non-crystalline solids, 2008, 354(19-25): 2519-2522.

[128] LIN S, ZHU W, JIN Y, et al. Surface-enhanced Raman scattering with Ag nanoparticles optically trapped by a photonic crystal cavity[J]. Nano letters, 2013, 13(2): 559-563.

[129] QIAN X-M, NIE S M. Single-molecule and single-nanoparticle SERS: from fundamental mechanisms to biomedical applications[J]. Chemical Society Reviews, 2008, 37(5): 912-920.

[130] ZHANG C, JIANG S, HUO Y, et al. SERS detection of R6G based on a novel graphene oxide/silver nanoparticles/silicon pyramid arrays structure[J]. Optics express, 2015, 23(19): 24811-24821.

[131] ZHANG K, LIU X, MAN B, et al. Label-free and stable serum analysis based on Ag-NPs/PSi surface-enhanced Raman scattering for noninvasive lung cancer detection[J]. Biomedical Optics Express, 2018, 9(9): 4345-4358.

[132] VENDAMANI V, BEERAM R, NAGESWARA RAO S, et al. Trace level detection of explosives and pesticides using robust, low-cost, free-standing silver nanoparticles decorated porous silicon[J]. Optics express, 2021, 29(19): 30045-30061.

[133] MA X, CHENG H, HOU J, et al. Detection of breast cancer based on novel porous silicon Bragg reflector surface-enhanced Raman spectroscopy-active structure[J]. Chinese Optics Letters, 2020, 18(5): 051701.

[134] TREDER M S. Cross-validation in high-dimensional spaces: a lifeline for least-squares models and multi-class LDA[J]. arXiv preprint arXiv: 1803. 10016, 2018.